王陇德总主编　　　　健康9元书系列

等待宝宝出生
——准妈妈读本

陈　洁　张丽萍　编　著

金　盾　出　版　社

内 容 提 要

本书针对即将为人母的“准妈妈”最关心的孕产期问题，深入浅出地阐述了“选种”准备，“种子”如何发芽等宫内宝宝生长历程和怎样精心呵护“小嫩芽”、科学保胎准妈妈的心路历程，以及孕妇保健、怎样选择最佳分娩方式等知识。以讲故事的形式，图文并茂、诙谐幽默地将医学知识娓娓道来，引人入胜。

图书在版编目(CIP)数据

等待宝宝出生——准妈妈读本/陈洁，张丽萍编著. -- 北京：金盾出版社，2012.5
(健康9元书系列/王陇德总主编)
ISBN 978-7-5082-7612-0

Ⅰ.①等… Ⅱ.①陈…②张… Ⅲ.①妊娠期—妇幼保健—基本知识 Ⅳ.①R715.3

中国版本图书馆CIP数据核字(2012)第081761号

金盾出版社出版、总发行
北京太平路5号(地铁万寿路站往南)
邮政编码：100036 电话：68214039 83219215
传真：68276683 网址：www.jdcbs.cn
封面印刷：北京蓝迪彩色印务有限公司
正文印刷：北京万友印刷有限公司
装订：北京万友印刷有限公司
各地新华书店经销

开本：787×930 1/32 印张：3.25 字数：50千字
2012年5月第1版第1次印刷
印数：1～80 000册 定价：9.00元

序

随着经济的发展，时代的进步，医疗卫生水平的提高，我国疾病谱发生了很大变化，预防为主的观念也在变化。过去讲预防为主，主要是预防传染病，因为传染病是当时居民的主要死亡因素。近些年来，虽然传染病得到有效控制，可是脑卒中、冠心病、高血压、糖尿病等慢性病却成为影响居民健康的主要因素。2008年公布的“我国居民第三次死因抽样调查结果”显示，脑血管病已成为我国国民第一位的死亡原因，死亡率是欧美国家的4～5倍、日本的3.5倍，甚至高于泰国、印度等发展中国家。《中国心血管病报告2010》显示，目前全国有高血压患者2亿人，成为严重威胁我国人民健康的主要疾病。然而，我国人群高血压的知晓率、治疗率和控制率仅分别为30.2%、24.7%和6.1%，仍处于较低水平。高血压不仅是一个独立的疾病，也是脑卒中、冠心病、肾衰竭和眼底病变的主要危险因素。高血压患者还常常伴有糖尿病等慢性疾患。

当前，造成我国国民慢性疾病上升的主要原因有：

不健康的生活方式：除了平均寿命延长以外，另一个主要原因就是长期不健康的生活方式。不健康的生活方式助长了慢性病的高发和威胁。很多人长期大鱼大肉，摄入过多的热能，加之不良的生活习惯，如过量饮酒、吸烟、身体活动不足，导致肥胖、血管硬化等。这些都是慢性疾病的主要危险因素。

健康素养水平较低：人民的健康知识并未随着生活水平的提高而增多。中国健康教育中心（卫生部新闻宣传中心）公布的我国首次居民健康素养调查结果显示，我国居民具备健康素养的总体水平为6.48％，即每100人中仅有不到7人具备健康素养。本次调查就科学健康观、传染病预防、慢性病预防、安全与急救、基本医疗5类健康问题相关素养现状进行了分析。结果表明，慢性病预防素养水平最低，仅为4.66％。

养生保健中的误区：由于健康知识的不足，人们在养生保健中的误区也十分常见，如蛋黄里含有大量的胆固醇，血脂高的人群不能吃蛋黄；水果是零食，可吃可不吃；爬山是中老年人最好的锻炼；闻鸡起舞，中老年人晨练好处多等。这些误区不仅起不到保健的作用，而且可能造成对健康的损害。

由此可见，改变人们不科学的生活方式，提高群众的健康知识水平显得尤其重要。金盾出版社邀我组织编写一套防病治病和养生保健类的科普图书。《健康9元书系列》正是秉承了这一使命，将深奥的医学科学知识转化为通俗易懂的老百姓的语言，将科学的健康知识呈现给大家，正确指导群众的保健行为。《健康9元书系列》共50种，编写此套系列丛书的50余位作者中，既有胡大一、洪昭光、向红丁等一批全国知名的大专家，也有活跃在基层医院临床第一线的中青年专家。他们都拥有扎实的医学理论基础和丰富的临床经验。更为难能可贵的是，他们除了做好自己的医疗、教学和科研工作以外，都热衷于健康科普宣传工作，花费了大量的业余时间编写这套系列丛书。这套系列书从常见病的防治到科学的养生保健方法，从慢性疾病的营养配餐到心理保健，涉及面广，实用性强，让读者看得懂，学得会，用得上。希望通过《健康9元书系列》的出版，为我国民众的健康知识教育和健康水平的提高贡献一份力量。

中华预防医学会会长
中国工程院院士 王陇德

2012年4月于北京

前　言

孕育一个健康、聪明的宝宝是每个家庭共同的心愿。在女性的一生中，没有比孕育一个小生命更为幸福与难忘了。

因为在这个独具意义的孕产期中，每一个点滴细节都会影响孕产妇自身和宝宝的健康。所以，当得知那颗幸福的种子已在体内生长发芽，不久的将来自己将荣升为妈妈时，你一定是欣喜中交织着无助，激动里混杂着惶惑；一边为即将到来的新生命而骄傲，一边又为自己能不能为这个小家伙的到来做好准备而担心。

为了解除你的顾虑，让你的孕产期不留一点遗憾，我们特别邀请几位资深的儿科专家与产科专家来编写本书。本书共分五部分，八大问题，主要针对即将为人母的“准妈妈”最关心的孕产期问题：从孕前准备到怀孕、宫内胎儿生长历程、胎儿的养护与胎教、怎样做一个漂亮的准妈妈、孕期保健内容和注意事项、孕期可能出现的一些病理情况，以及怎样选择最佳分娩方式等方面进行讲解。建议科学保胎、纠正盲目选择剖宫产代替阴道分娩的错误观点，并着重介绍了分娩镇痛。我们在编写本书的过程中，坚持实事求是的原则，结合临床经验，并查阅了大量的文献，以讲故事的形式诙谐幽默地将医学知识娓娓道来，并辅以卡通插图，力求使文字简练、通俗易懂，真正地融科学性、实用性、趣味性和新颖性于一体。

本书在成书及校稿过程中，得到了温州医学院张秀华教授的悉心指导、医学院领导的大力支持和广大同仁的帮助，在此，一并致以衷心的感谢！

由于编者水平有限、经验不足，时间仓促，书中不足之处在所难免。殷切希望，广大读者不吝指正。

陈　洁

目录

一、"种子"发芽了(怀孕1~3个月)

1."选种"准备

小丽与她丈夫是同学关系,谈了多年的恋爱后,顺理成章地结婚了。由于听多了不孕症、孕早期流产、早产、死胎、胎儿畸形等不好的结果,并得知"决定性因素从受孕之初就已经确定,精子带着父亲的基因遇到卵子,这一刻生命诞生了。一旦怀孕,'宝宝'的性别、长相、身高甚至脾气秉性都不会再发生太大的变化。"所以对怀孕这件事情他们相当谨慎,认真做好孕前准备。

首先,严格要求丈夫戒烟戒酒,多多参加有规律的有氧运动,让"小蝌蚪"更充满活力。她呢,身体棒棒的,每年单位的体检一切正常。

其次,她提前3个月服用叶酸片——这可是"无脑儿、脊柱裂等神经管畸形"的杀手。并告别她心爱的咖啡、红茶、薯条、可口可乐等。改变许多不良的饮食习惯,做到不偏食、不挑食,有目的地调整饮食。每天多吃水果、蔬菜、谷物及富含钙质的食品,如牛奶和酸奶等。这些"良好习惯"都是为了给"宝宝"的孕育储备有益的营养物质。

最后,她还不忘运动。保持标准身材。用愉悦的心情迎接每一天,等待"宝宝"的到来。

小贴士

怀孕的最佳年龄为23～30岁。准备怀孕前3个月要开始补充叶酸、忌烟酒。长期口服避孕药者至少停药3个月后再怀孕。如果婚前没有体检的，最好在怀孕前做常规的检查。如有结核、糖尿病、高血压、心脏病、肝脏和肾脏疾病等，要先接受必要的检查和治疗，并在医生的指导下决定是否要怀孕。

如长期服用激素、抗生素、抗癫痫药、抗癌药、精神病药等药物者，需要停药至少20天(这个是最低限)再受孕。

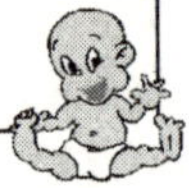

(陈洁)

2. "种子"怎么发芽的

等待的日子一天天过去。有一天，她突然发现丈夫有点不对劲。夫妻生活呆板了许多，他似乎在完成一种使命。看来小丽要用刚学到的知识好好给他"上一课"了。可是她刚一开口，他就叫她打住——精子与卵子结合的事他明白。但转问："什么是着床，什么是胚芽，什么是胚胎，什么时候才是胎儿?"哈哈！他蒙了，甘拜下风地请夫人慢慢道来。

成年男性的精子随时都在生成，每日都可排出，一个健康的成年男性，每秒钟能生成1 000多个精子，每天能制造出一亿多个精子。比起男性来，成年女性生产的卵子数就少得可怜了，正常女性每个月仅发育成熟1个卵子，一年排出成熟的卵子约12个，即只有12次左右的受孕机会。

因此，准确抓住排卵日期安排性生活就是抓住了受孕的最佳时机。正常女性月经周期一般为28～30天，每一周期排卵1次，排卵在月经来潮前14天左右。卵子排出后，一般只能存活12～24小时，而精子在女性生殖道内，通常只能存活1～3天。因此，一般来说从排卵前3天至排卵后1天最容易受孕，同房时间过早过晚都不易怀孕。

精子从阴道到达输卵管的时间，一般需要1～1.5小时，最快仅数分钟。到达输卵管的这些精子，将卵子包围，一般只有一个精子能钻入卵子内受精。受精后的卵子为受精卵。受精卵在输卵管内边发育边逐渐向子宫腔移动，在受精后7～8天，即可到达子宫腔并植入到子宫内膜里，这就是着床。受精卵开始从母体中吸收养分并发育。在怀孕第三周后胚胎长0.5～1.0厘米，体重不到1克，但肉眼已能看出外形。它拖着长长的尾巴，整体形状像小海马。脑、脊髓等神经系统，心脏等循环器官的原型大都出现，而胎膜和原始的胎盘也开始形成。胚胎在子宫中就像苹果的种子一样，细胞发育得特别快。怀孕第三周至第四周，称为胎芽期。这时候我们可以通过化验检查知道种子发芽了没有。小丽的“滔滔不绝”使她丈夫听得直点头，惊叹生命奇妙的同时开始帮她推算排卵期，计划着他的“百发百中”。

（陈洁）

3."小芽"来了

小丽的月经一直很准,28 天一个周期,偶尔还提前 2 天,但绝没有延后的情况,而且还有原发性痛经,月经前也会有所反应。可这次超过了月经期,她却仍没有任何反应。记得才 28 天的时候,性急的丈夫就去买了验孕棒,结果是弱阳性。得益于科技的发达,现在的试纸也真够灵敏。她记得书中看过,受孕后 6～7 天,血中就开始产生人绒毛膜促性腺激素(HCG),到 20 天左右,查尿妊娠试验(验孕棒)就可呈现弱阳性。若正常受孕,"着床"在月经的 21 天左右,所以 28 天左右就可以查到是否怀孕了。这个结果让她丈夫激动不已,不停地催她去化验血。上次了解了生理知识,让他"一发就中",他认真看起妇产科的书。他言之凿凿地说:"着床后 1～2 天时,血清和尿中的 HCG 水平即可迅速升高,停经后 35～50 天 HCG 可升至大于 2 500 国际单位/升。60～70 天可达 8 亿国际单位/升,第八周左右达到最高峰,50 万～55 万国际单位/升。在妊娠最初 3 个月,血 HCG 水平每隔 2 天左右约升高 1 倍,妊娠不同时期及各孕妇之间血清 HCG 变化较大。至孕期第四个月(约 18 周)时,降至中等水平,并一直维持到妊娠末期。故孕早期若连续两天化验血 HCG,血 HCG 值成倍增长,可确认宫内早孕。"

随着时间一天一天过去,急性子的丈夫越来越耐不住了。在停经 45 天左右,就要带她做 B 超检查,证明他家"宝宝"已经安安稳稳地躺在子宫里。这时,小丽做妇产科医师的姐姐发话说:"平时月经周期正常,怀孕后无腹痛、无阴道出血的孕妇，如果有早孕反应（恶心、呕吐等），可以不用早孕B超检查。"

小贴士

下面几种情况提示怀孕征象：

月经规则，出现月经推迟。

月经推迟5～7天，尿妊娠试验阳性。

月经推迟5～20天，化验血HCG可升至大于2 500国际单位/升。

早孕反应——月经推迟10天左右出现嗜睡、困倦、择食、头晕、恶心、呕吐等现象。

月经推迟10天B超检查证实宫内孕。

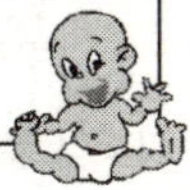

（陈洁）

4. 精心养护"小嫩芽"

报纸、杂志上经常说，现在好多东西都有添加剂，已经很难吃到纯天然的东西了。有句顺口溜"肉类有激素，蔬菜有毒素，水果有催红素，能吃什么，心中没数"，加上现在环境污染、电磁污染等危害，让人随时随地处于危险之地。怀孕后，小丽和她丈夫在"衣食住行"的选择上可谓费尽心思，尽可能地减少摄入有害毒物，以减少胎儿畸形的发生。尽可能选择新鲜的食品，不管是蔬菜、水果，还是土鸡蛋、肉类。买菜也要挑有虫眼的，有虫吃过的蔬菜至少农药比较少。

大致的生活饮食如下:食品多样化,避免偏食。饮食以清淡为主,不要摄入过多的糖、盐和油。摄入充足的水分。少食多餐,适量吃新鲜的蔬菜、水果,每日 2~3 个水果为宜。多吃坚果,如核桃 1~2 个或者同等量的其他坚果。可每日摄入牛奶和奶制品。适量食用动物肝脏,每周 1~2 次,不可过多。将猪肝切成片后,在水中浸泡 30 分钟可以减少毒素。戒烟、酒。少吃快餐和方便食品,少吃腌制及熏制食品等。不要饮用碳酸饮料如可口可乐等。不要饮用浓茶和咖啡。谨慎食用人参、桂圆、甲鱼、螃蟹、杏仁等。不应多食用八角、茴香、花椒、胡椒、五香粉等调味料。

妊娠第一个月,"宝宝"需要的营养并不多。不过,从现在开始必须培养良好的饮食习惯,不挑食、不偏食,保持营养平衡。

继续补充叶酸,它将最大限度地保护受精卵不发生畸形。

尽量少去剧院、舞厅、商店等人多的地方,避免与患流感、风疹、传染性肝炎等患者接触。

在切完生肉后一定要先洗手,再炒菜;吃涮羊肉、牛肉等时一定要把肉煮熟,以防生肉中的弓形体原虫感染胎儿。

尽量不用药。病毒和药物都可能影响宝宝的发育。

远离电磁污染,听音响、看电视时要保持一定的距离。尽量少用电脑、微波炉、手机等。不要睡电热毯,因为它可以产生电磁场,对孕妇和胎儿存在危害。

洗衣服要用肥皂,不宜用洗衣粉,洗碗不用洗洁精。

淘米、洗菜时，不要将手直接浸入冷水中，寒冷刺激有诱发流产的危险。没有热水器的家庭要买几双胶皮手套。

小贴士

怀孕第一个月，是胚胎的神经管、四肢、眼睛开始分化时期，一旦遇到有害物质，这些组织和器官的细胞就停止发育而残缺不全，出现畸形、流产等情况。

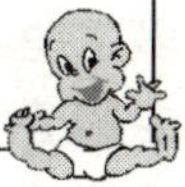

（陈洁）

5. 早孕反应怎么办

正在他们精心安排饮食时，肚子里的小家伙开始不让她省心。掐指一算，大约四、五十天了。小丽整天有气无力，偶尔头晕，精神萎靡。没见到食物的时候很饿，可见到食物的第一反应就是恶心想吐。老是想吃稀奇古怪的东西，可是等丈夫好不容易买回来，却吃一两口就不想吃了，任她老公怎么哄也不行，忍不住要吐。人也渐渐消瘦，把她老公急得直喊她姑奶奶。可是心疼她的老妈却似乎一点不紧张，说："只有'害喜'才像怀孕的样子，过一两个月自己会好的。"丈夫半信半疑地问小丽该怎么办？小丽强打精神把医师的话转告给他："孕吐只不过是机体自我保护的一种本能反应，也是胎儿吸收营养、避免有害物质侵袭的一种自卫反应。再说怀孕第一个月宝宝需要的营养并不多。只要养成良好的饮食习惯就行了——不挑食、不偏食，保持营养平衡。”

有经验的老妈也叫他们不要太紧张。早晨起床前，可吃点固体食物如苏打饼干，30 分钟内不要喝水，少量多餐，以清淡饮食为主，少吃产气的食物如豆类、洋葱等。因冷食的气味较小，有助于抑制胃肠的蠕动，特别批准她可吃少许冷饮如酸奶、冰激凌等。一般午后恶心反应会减小，鼓励她下午和晚饭多吃些。同时嘱咐她要养成每天排便的习惯，不要老躺着，要适当地做运动。一般在怀孕 12 周左右，早孕反应自然会消失。特别叮嘱小丽丈夫，让他为了肚子里的宝贝要多多谦让小丽，多陪陪她，让她放松、保持精神愉快与充分休息。

小贴士

早孕反应，重在预防，在妊娠前就要加强营养，保证精神放松，补充维生素 B_1、维生素 B_6、维生素 C。如果连喝水都要呕吐，或呕吐剧烈，不能进食，就应该到医院就诊，查尿酮体，并由医师判断是否需住院治疗。

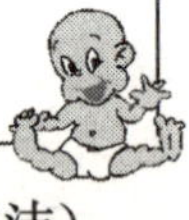

（陈洁）

6. 女王般的保胎

每个祝福的人都顺带忠告：“前 3 个月要小心一点儿”。这让小丽开始时不时地怀疑：“小家伙，你还在里面吗？你躺好了吗？别乱跑哦！”这种神经质一直到第七周通过B超检查确定他安安稳稳地躺在子宫里才有所缓解。虽然肚子一点变化也没有，但医生告诉她，她的体内正在进行一场巨大的变革！一股神圣感油然而生，她那骄傲的神态仿佛在告诉每个人：她在创造生命！兴奋地跑东跑西，买这买那地折腾了一周。当她将防辐射服穿上的时候，忽然觉得肚子一阵疼痛，急忙到卫生间一看，鲜血染红了内裤。吓得她一动不敢动，生怕一动就会像别人那样流产！她丈夫一边安慰，一边急忙带她奔医院去了。医生问过情况后淡定地说：“这是先兆流产，回去多注意休息，打几天针就好了。”虽然有很多的担心，可是看着医生那淡定的眼神，还是安心回家了。

回到家后，妈妈紧张得不许小丽再离床半步，一个大活人就这样被禁锢在床上。在床上吃饭、睡觉、发呆，不能看书、看电视，甚至还要她在床上解决内急！不过怕家人担忧，她也不敢轻易造次，平时的优雅形象早就抛到九霄云外了！“黄体酮”这针剂实在太痛了，终于熬了一星期，打得她屁股动弹不得。看着外面阳光灿烂、鸟语花香，她忍不住偷偷地挪到阳台晒了会儿太阳。可是正当她乐呵呵的时候，感觉肚子有点不对劲，一看又有一点点出血。妈妈又催她去医院就诊。

一路上母女俩神色凝重，小丽心里既自责又后悔，这次是真的要流产了吗？这次医生严肃地告诉她：“一定要卧床休息，再给你加用两种药，还有心情一定要放轻松，过度忧虑也容易导致流产，能保我们尽量保，前提要胚胎发育正常，优胜劣汰，这是自然界的道理。”医生的话虽然在理，可是妈妈听来却犹如晴天霹雳，似乎已经流产了。

回家后妈妈像伺候女王一样照顾她。连洗脸、刷牙、穿衣服都要来帮忙，时时刻刻盯着她的一举一动，不能看电视、看书。她只能成天望着天花板发呆，问问肚子里的宝宝还在不在，像强迫症似的，时刻关注着有否还有出血，胃口更是越来越差。妈妈一天变着花样做 7 顿饭逼她吃，这样的状态再下去她感觉自己快疯掉了。再次去请教专业医师，医师说这样的保胎是没必要的，应按正常生活进行。保胎过程中应注意放松，不要过分劳累、紧张，否则对胎儿不利。此后，小丽也开始慢慢地活动，偶尔也散散步。肚子里的小家伙不再调皮，安安稳稳地茁壮成长了起来(图 1)。

(全小珍)

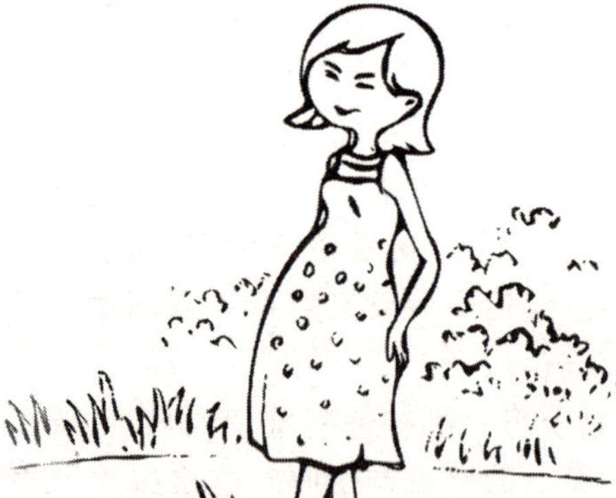

图 1　孕期适当运动有利于母儿健康

二、吾家"宝宝"初长成

7. 优生优育第一关:产前筛查

最近1个月,小丽姐姐(妇产科医师)说接诊的孕妇里接连出生了两个唐氏综合征的宝宝。一个孕妇已经37岁了,家中有两个女儿。因为是"超生游击队",从来不做产前检查。在4个月非法B超确定是男宝宝后就足不出户了。来医院的时候已经足月临产,B超检查提示胎儿全身水肿。出生后果然是个男宝宝,但第一眼看上去,就明显感到发育不正常。他的眼距宽、鼻梁低平、眼裂小、通贯手、心脏杂音明显、两腿长短不一、全身皮肤水肿,高度怀疑是唐氏综合征。因为新生儿窒息,需要转科抢救。宝宝在新生儿科情况时有恶化,后来的染色体检查确诊为21-三体染色体畸形。

过了几天,又碰到一位20岁的年轻孕妇,因为年少、意外怀孕,没有做正规产前检查。第一次检查时,已经超过了怀孕20周,错过了产前筛查,又不愿意进行产前诊断。抱着无所谓的态度一天天拖着,直到怀孕37周,因为"重度妊娠期肝内胆汁淤积症"入住医院做了剖宫产手术,术后宝宝诊断也是唐氏综合征。

我国大约每20分钟就有一位唐氏综合征宝宝出生。唐氏宝宝由于智力严重低下,生活完全不能自理,并且携带多系统并发症,终生无法治愈,因此给家庭带来沉重的精神和经济负担。

这么庞大的唐氏综合征人群，提示我们：做好产前筛查、产前诊断宣教，防止唐氏宝宝出生该是多么重要的一件事啊！

产前筛查是指通过母亲血清标志物的检测发现怀有先天缺陷胎儿的高危孕妇。产前筛查非常简便，对孕妇和胎儿也没有创伤，准妈妈们完全不用担心。在怀孕15～19周加6天之间，抽取孕妇血清，检测母体血清中妊娠相关血浆蛋白A(PAPP-A)、游离BhCG亚基(早期两项)或甲型胎儿蛋白(AFP)和绒毛促性腺激素(HCG)和游离雌三醇(uE3)(中期三项)的指标。当然，检测什么指标，作为孕妇不需要一一记住，但是一定要提供准确的体重和年龄，医生会根据预产期并结合B超推算出准确的孕周。如果有胰岛素依赖性糖尿病、双胎妊娠、吸烟，以及其他异常妊娠史也会记录在申请单上，检验师会在筛查的风险率统计中根据上述因素作一定的校正，计算出“唐氏宝宝”的危险系数。做产前筛查时不用空腹，准妈妈可以睡个懒觉，吃饱饭。一般在抽血后一周就可拿到筛查结果。在等待产前筛查结果的时候，小丽忐忑不安，还好出的报告结果都是低危值，再加上怀孕11周时做的B超提示胎儿颈项透明层厚度小于3毫米，基本可以确定患唐氏综合征的几率很低了。

很多准妈妈会看不懂报告单。这里有必要了解一下唐氏综合征风险值：验血筛查值小于1/270为低危人群，不过，这不代表胎儿一定不是唐氏综合征，只是得病的概率很低。也有极个别不幸的妈妈，产前筛查结果正常，最终却生了个唐氏综合征的宝宝。目前卫生部最新的产前筛查标准，具有相应资质的检测单位对唐氏综合征检出率应大于70%。相信将来随着检测方法的进步，能让所有的妈妈告别这种伤痛。

还有些孕妇看到验血筛查值大于1/270，医生告诉她是高危人群时，当时就哭得泣不成声，要和肚子里的宝宝说再见了。也有些孕妇非常淡定，上网咨询非专业人士，电话打给七大姑八大姨一个个问过去，最后得出结论：医生都是吓唬人的，35岁以上的高龄孕妇才会生出这样的宝宝，我这么年轻是不可能的。

其实唐氏综合征是一种偶发性疾病，任何年龄的孕妇都有可能怀上染色体异常的胎儿，但是染色体异常的发生率确实随着孕妇年龄的增长而明显增加。如25岁以下的孕妇中发生染色体异常的概率为1∶1185，而35岁时则高达1∶335，所以对于唐氏筛查高危的孕妇，既不必过度惊慌，也不能置之不理。因为只有通过羊水穿刺和胎儿染色体检查（中期）才能明确宝宝是不是唐氏综合征。对于35岁以上的高龄孕妇，需要直接做染色体检查进行产前诊断。

产前筛查除了筛查唐氏综合征外，还可筛查出神经管缺损（NTD）、18三体体综合征的高危孕妇。对NTD高风险孕妇，应首先用B超诊断排除神经系统发育异常的可能性，并密切观察胎儿发育情况，还可建议孕妇行羊膜腔穿刺后做乙酰胆碱酯酶的检查，以排除闭合性神经管畸形及隐性脊柱裂。

小贴士

产前筛查时间：怀孕15～19周加6天。

产前筛查时不需要空腹，抽取孕妇外周血就可以了，但产前筛查与月经周期、体重、身高、准确孕周、胎龄大小都有关。

当验血筛查值大于1/270为高危人群，表示胎儿患病的几率较高，应进一步做羊膜腔穿刺检查或绒毛检查。

建议每一位年龄小于35周岁的孕妇都要进行产前筛查，大于35周岁需做产前诊断。

（胡迎春）

8. 漂亮妈妈的口号——管住嘴、迈开腿

不知不觉间，已经3个多月了，也许是经历了那翻天覆地的早孕反应，小丽的食量开始大增。每当半夜还需加餐时，想起那两条擎天柱般的腿，内心不禁一阵“绝望”。现在的她虽然还未达如此高深境界，但也是小蛮腰一去不返，身体越来越丰满。

为了肚子里那个神奇的宝贝，平时喜欢的烧烤、罐头、螃蟹、山楂，还有起床后的那杯醇香的咖啡统统已经封存。可是，要想做一个漂亮婀娜多姿、只长

肚子的"妈妈"并非易事啊！汲取各家之精华后，她颇自豪地将一份饮食和运动计划放在老公眼前，让他负责监督，重中之重就是少量多餐。一天6餐！老公这位"营养师"颇有英雄气概地拍拍胸脯说：一切好办。然后跑到超市搬了一大堆食物——蛋、奶、鱼，主攻食物的质而不是量，还将巧克力、蛋糕、饮料统统没收了给他自己吃，让她没有脂肪可以囤积。可怜她只能望着他的幸福样，嚼着他煮的五谷杂粮。

饭后，小丽丈夫递来一个西红柿，她不禁问："咦，我最爱的橘子呢？"只见他揉揉自己的肚子说："嘻嘻，收入我腹中啦！因为你中午已经吃过一个橘子，像西瓜、香蕉、橘子、葡萄这些水果含糖量比较高，以后要吃的话要先经过我这一关。""好吧，还好西红柿我也喜欢。"她说完刚想坐下，丈夫的声音又在耳边响起："漂亮的准妈妈，咱们带着小宝宝出去逛逛花园吧！"也好，医生也说适量运动有助控制体重，还有助于顺产呢。俩人很久没有在晚霞中悠悠逛公园，散散步，现在又颇有点恋爱时候的甜蜜，加上肚子里还有个小家伙，幸福的感觉四处洋溢着。他开玩笑地说："你要想保持像明星怀孕时那样优雅美丽，送你一句口号：'管住嘴，迈开腿！'"于是他们俩商量每周一次参加孕妇瑜伽活动，让她不仅可以保持体形，还可以调节心情。可惜天气偏凉，不然，还可以在楼下的游泳池里带着新生命悠然"漂浮"。走走停停逛了一个小时，微微有些累了，于是他们打道回府，一起收拾厨房。自从怀孕后，做什么事情丈夫都积极来帮忙。小丽说做些小家务就是小运动，可以胜任，可他还是不放心，不过她很享受这份“三人世界”的快乐。

小丽充满了成就感，依稀间仿佛看见了几个月后的自己，虽然挺着个“大皮球”，可是依旧婀娜美丽，羡煞旁人。和她一样想要做个漂亮准妈妈的女同胞们记住口号了吗？——管住嘴，迈开腿！

（张丽萍）

9. 大快朵颐与合理营养

比起小丽来，小丽的好朋友木木可完全不一样。木木怀孕时比较幸运，她的早孕反应不是很强烈，几乎没有孕吐，只是变得嗜睡、贪吃。这样的结果可想而知，体重迅速增加，成了一个胖胖的准妈妈，尤其是肚子像气球一样“吹”起来了。

每次要去称体重的时候，木木心情总是很复杂。看着自己的身材，想想腹中的宝宝，哎，衣带渐宽，为了宝宝，胖就胖点。木木想好了，坐完月子再学小S减肥也不迟。医生说要控制饮食，老公监督不让吃太多。可是看到零食实在忍不住了，一个人总呆在卧室里偷吃东西。老公看到木木在吃东西总想管她，而她总是强词夺理道：“不是我要吃，是宝宝要吃的，我只是在替他咀嚼而已，咀嚼完了再给他啊。”她发现怀孕就是有这点好处，什么事情都可以推到宝宝身上。况且她婆婆也支持她说：“你现在是两个人了，得好好补身子。”婆婆每日变着花样，送来各种营养食物。医生所说的“合理饮食”已被当成耳边风。当小丽遇到木木时差点认不出来，跟她讲了许多关于合理饮食的道理，她似懂非懂。只好请来小丽姐姐给她好好补上一课。

孕期营养是否合理，主要体现在孕妇的体重上，准妈妈可要注意体重的变化。对于孕前偏低体重的准妈妈，在怀孕期间体重总增加量最好在12.5～18千克；正常标准体重的孕妇增加11.5～16千克为好；有些超重的准妈妈呢，应控制体重增加7～11.5千克即可。

一项在国际医学界引起巨大震动和反响的研究表明：成年后的健康状况与其在胎儿期和婴幼儿期的营养摄取密切相关。生命早期摄入合理、均衡的营养，将有助于降低孩子成年后罹患肥胖、糖尿病、心血管疾病等慢性疾病的风险，孕期母亲营养过剩会导致宝宝成年后体重超重的风险增加(图2)。

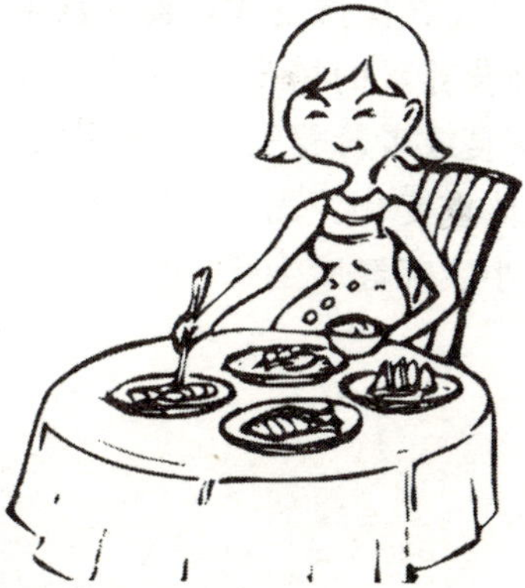

图2　孕期要均衡饮食，避免过度

孕期更应该合理营养，不同孕期所需的营养成分也不同。孕早期(孕 1～12 周),蛋白质对胚胎发育有较大影响,在进食总量不变的情况下,做到少食多餐,保证充足的富含碳水化合物和蛋白质的食物摄入,还应适当补充维生素和矿物质,多摄入富含叶酸的食物及补充叶酸,因为叶酸缺乏会造成宝宝的神经管畸形。孕中晚期时(从 13 周到分娩),是胎儿迅速发育的时期,一定要均衡饮食,每日热能的摄入比孕早期有所增加,每日约 2.5 千卡,每日蛋白质的摄入要比孕早期多 15～25 克,动物蛋白、植物蛋白各占一半,同时保证适量脂肪的补充。孕中期由于血容量增加迅速,易造成生理性贫血,要常吃含铁丰富的食物。孕晚期,胎儿体内营养素的储存速度进一步加快,准妈妈要在原有的基础上增加豆类蛋白的摄入,并注意维生素 D 和钙的补充。

总之,只要在保持正常饮食的基础上,再注意适量调整各种营养素的搭配,孕妇就不必担心胎儿发育会营养不良或者营养失调。准妈妈应该全面平衡膳食,关注体重变化。而“大快朵颐”地享受鲜美食物,不利于小宝宝健康生长。

小贴士

准妈妈体重增长过快的风险：妊娠期糖尿病、妊娠期高血压、子痫前期、早产和难产、产后恢复困难、巨大儿。

孕早期：最重要的营养素——叶酸。营养要求：口味清淡、少食多餐。多摄入富含碳水化合物的食物至少150～200克；多摄入富含叶酸的食物并补充叶酸（动物肝脏、鸡蛋、豆类、绿叶蔬菜、水果及坚果等）；体重增长（3千克）。

孕中期：优质蛋白、钙、维生素D和铁。营养要求：多吃含优质蛋白质、铁的食物、少食多餐；多摄入富含钙、维生素D的食物（鱼、禽、蛋、瘦肉、海产品）；体重增长（5～6千克）。

孕晚期：不饱和脂肪酸、食物纤维、铁和维生素B_{12}。营养需求：多吃含食物纤维的食物、储备足够的铁、多摄入不饱和脂肪酸及维生素B_{12}；体重增长（5～6千克）。

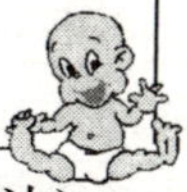

（张丽萍　陈洁）

10. 初见“宝宝”

宝宝还没出生，妈妈就能提前看到在肚子里的宝宝蹬着小腿儿的样子，还可以拍照留念。因为提前满足了好奇心，三维彩超和四维彩超受到许多准爸爸妈妈的追捧，甚至还有给胎儿拍写真的。经常有准妈妈拿着模糊的图片，激动地说：“我做了三维彩超，看到宝宝了，你看，他把手和脚都弄到自己头上啦，难度这么大，还做得不亦乐乎！将来可以练体操哦！他还当着我们的面抠鼻子，解小便呢！”还有准妈妈说：“我在外面医院照四维彩超，医生可尽责了。宝宝刚开始不配合，一直低着头，整个身子斜着，照不到正面。医生只好让我出去走走再回来，等胎儿调好位置再检查。中午也没有回去，就在医院椅子上躺了一会儿。下午继续照，身子是侧过来了，拍到了手和脚，但是脸面部朝向背侧，没有办法只好再等待。过了半小时，感觉宝宝动了好几下，再检查，身子伸展开了，但是侧过身子，仍然没有办法找到脸部，只好再等，一直到了下午四点多，宝宝终于露出了小脸蛋，抓拍成功。你看，这么多图片，我觉得这张角度拍得最好。你看，还有一小段视频呢！”谁都没办法打断这些兴奋快乐的准妈妈。

每个天使宝宝都会带给准妈妈无穷的想象。小丽也不例外，她经常会想：宝宝的眼睛大不大，鼻梁高不高，像我还是像孩子他爸？哦，希望他还有一对甜甜的小酒窝呢！可是，为了一些模糊的图片和不太清晰的视频，为了满足自己的好奇心，把宝宝长时间置于高能量的超声下，值不值？

三维彩超和四维彩超需要通过反复照射胎儿才能呈现更清楚、立体、全面的图像。如果是高龄或者一些有特殊病史的孕妇，能提前筛查异常，如唇裂、四肢畸形或内脏发育等问题，可以减少患先天性疾病胎儿的出生率。但这种技术对操作人员的水平要求比较高，很多医院有四维彩超的机器，却缺乏有资格进行咨询和诊断的医生，只提供“纯属娱乐”的服务。

有些孕妇太过于热衷三维和四维彩超，但也经常碰到有些孕妇害怕B超检查会对胎儿产生不良影响而拒绝做B超。一般情况下，建议孕妇在孕期进行4次超声检查，第一次可在10～14周，第二次在18～23周，第三次在28～32周，在分娩前最好再做一次。

第一次超声检查最佳时间在11～14周，对月经周期不准，或者记忆不清的，可准确评估孕龄，还可以发现早孕期染色体异常征象，可以测量胎儿颈项皮肤透明层。当胎儿颈项透明层增厚大于3毫米时能早期诊断68%胎儿染色体疾病，和前面我们提到的产前筛查结合可以对98%的胎儿染色体疾病作出诊断。使50%胎儿畸形可能在孕早期诊断出来，此时如果需要引产的话，对准妈妈所带来的生理和心理上的打击会比较小。

第二次超声检查最佳时间在18～23周，这次准妈妈们务必记住一定要做，系统胎儿超声筛查像拉网似检查，虽然不能保证检出所有畸形，但一般不会漏诊大的畸形。

第三次检查在妊娠28～32周，帮助准妈妈再次了解胎儿生长发育情况，还能对胎儿的位置及羊水量有进一步的了解，可以再次筛查出之前未发现或出现的一些胎儿畸形。还可以通过B超了解胎盘情况，可以明确地诊断出前置胎盘、胎盘血管瘤等危险情况的存在。

最后在分娩前还要再做B超检查，目的是监测羊水量、胎盘位置、胎盘成熟度及胎儿有无畸形，了解胎儿发育与孕周是否相符，了解胎位，最后一次B超检查将为确定生产的方式提供可靠的依据。

B超检查也有局限性，不管使用哪种方法，亦不管妊娠在哪一阶段，即使让最有名的专家进行彻底的检查，期望能够将所有的胎儿畸形均能被检测出来也是不现实的。有时候，小丽也会担心："千万不要缺胳膊短腿啊！"一直到孩子出生，把他全身上上下下扫了个遍，心中的一件大事才算落地了。

小贴士

B超是超声传导，这种声波对人体组织没有什么伤害，但应避免非医学需要的B超检查。

一般情况下建议孕妇在孕期进行四次超声检查，第一次可在10～14周，第二次在18～23周，第三次在28～32周，在分娩前最好再做一次。

对怀孕早期有阴道流血，怀疑流产、异位妊娠、葡萄胎，或者不确定孕龄，或有不孕病史促排卵的孕妇，在孕早期，也应做B超检查。

在妊娠中后期，为了明确出血原因、羊水异常或肆有宝宝发育异常的，有时候也需重复B超检查。

B超检查不是万能的，它不能发现所有的胎儿畸形。

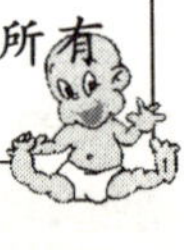

（胡迎春）

11. 妈妈感受到了我在游泳

自从知道自己腹中开始孕育一个小生命的那一刻起，小丽就和所有的准妈妈一样，把全部的爱倾注在宝宝身上。虽然不能看见宝宝，但还是时时刻刻关注他的一切：他健康吗？他在做什么呢？

在漫长的280天中，我们的宝宝大部分时间都在睡觉。但在醒着的时候，他可是一个精力旺盛、活泼好动的小家伙，你一定想不到他还有丰富多彩的娱乐生活吧！到处游走、打哈欠、玩弄脐带、吸手指，甚至啃自己的小脚丫。

当他（她）还不能称为“胎儿”时，就开始在妈妈的子宫内四处游泳了。这种漫无目的地游动没有什么姿势可言，姑且算他自由泳吧，随心所欲，随遇而安，像只悠闲的小海马。他还会像小朋友一样，吹泡泡呢。他口中进进出出、吞咽玩耍的玩具，正是托浮着他稚嫩身体的羊水，真是乐趣无穷啊！他一会儿在羊水中自由地移动胳膊，弯曲手指和脚趾，转动手掌、手腕、双腿和脚趾，一会儿在羊水里翻身，乱踢一通，好像在跟妈妈撒娇！有人说人类是另一种类型的“两栖动物”，胎儿时期住在水中，出生后生活在陆地上。妈妈们一定会问：“不管春夏秋冬在羊水里游泳，宝宝冷不冷？”羊水是孕育胎儿的“神奇之水”，温度恒定，能使宝宝在稳定的压力和温度中成长。妈妈一定还会担心地问：“宝宝一直泡在水里游泳，不会影响皮肤吗？”其实，随着宝宝的成熟，在妊娠中期他的皮肤角化层形成，水和一般溶质不能通过，但小分子量高脂溶性化合物还可以通过皮肤；在妊娠晚期他的皮肤也不易被羊水浸透，因为在孕28周左右有一层厚的、白色油脂状物被称为胎脂的物质生成，它能提供保护，防止皮肤变得过厚或水肿；并且随着时间的延长,羊水中的矿物质并不被他的皮肤吸收。

对于宝宝来说,在妈妈肚子里游泳的日子是快乐的,没有烦恼、不用思考;不过,相见的日子更是美好。

(胡迎春)

12. 美丽乳房从今开始

早孕反应后,乳房也会马上发生变化,特别是"太平公主"们看着怀孕时焕然一新的乳房,会忍不住祈祷这对美丽乳房永远如此。今天一大早,小丽找到姐姐着急地说:"哎哟,乳房怎么变大了?""乳头黑黑的,乳房上青筋密布,好像爬满了蚯蚓,一碰就疼,是发炎了吗?"看着她一脸惊疑与感叹,姐姐恭喜地告诉她:这是乳房悄悄地在为你未来喂养宝宝做准备,虽然给你带来了暂时的不适甚至烦恼,可这是造物主赋予女性的神圣使命啊。当然,也是提醒你强化乳房养护的时候到了。与平时不同,孕期养护乳房至少要达到3个目标:一是尽量减轻乳房的不适感,顺利度过"十月怀胎";二是让乳腺充分发育(乳腺发育越充分,日后分泌的乳汁就越多),为未来的小宝宝准备充足的"食粮";三是防止"一朝分娩"后乳房滑坡。君不见一些年轻妈妈分娩后乳房开始"缩水",甚至松松垮垮耷拉下来,症结之一就是孕期疏忽了对乳房的养护。

乳房到了孕5~6个月时,会开始分泌少量淡黄色的乳汁,由乳头溢出,称为初乳。初乳少量分泌出来,容易在乳头上凝固形成乳痂。由于小丽决定要哺乳,所以在妊娠满6个月就要开始做乳房的清洁。

可在每天沐浴时用温水仔细地清洗乳头，不要用肥皂清洗，也不可过度摩擦乳头强行清除，因为肥皂会使乳头过度干燥而造成皮肤皲裂。

为了乳房的美丽，从今开始就要认真养护。

小贴士

乳房也会“变脸”，自受精卵着床的那一刹那起，伴随着体内激素的改变，乳房也作出相应的反应，拉开了“变脸”的序幕。开始伴随着早孕反应“闪亮登场”，乳房会变敏感，感觉发胀或有触痛、压痛及刺痛感，于妊娠早期开始增大，充血明显。随着乳腺增大，变沉重，皮肤下的浅静脉明显可见。随着乳腺腺泡增生导致乳腺增大并出现结节，乳头增大且突出变黑，更易勃起。乳晕颜色加深，乳晕内的汗腺明显；流向乳房的血液量增加，皮下有淡蓝色的静脉血管显影。这是为日后喂养宝宝做准备的一种暂时性生理现象，进入孕中期后大多逐渐减轻，甚至消失，不必过分担忧。

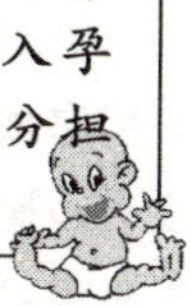

（全小珍）

13. A 罩杯成 C 罩杯——做好哺乳准备

为保护乳房这对“宝宝粮仓”，小丽从怀孕第四周起着手对胸罩“推陈出新”。孕期乳房最突出的变化之一就是体积不断增大，胸罩杯尺寸不断增加，这时应及时换穿宽松内衣，如孕妇专用内衣，减轻对乳房的压迫(图 3)。

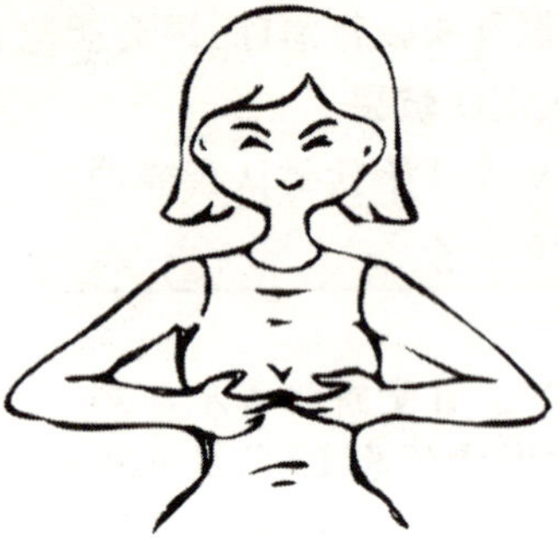

图 3　孕期随着乳房增大，要注意乳房保健

孕 3 个月左右乳房进一步增大，除了些许疼痛感外，还可能摸到乳腺因快速发育而形成的肿块。另外，乳房皮肤下一条条小血管突出，状如蚯蚓，医学上称为静脉曲张。此时多数乳房可比孕前增加 2/3 个罩杯。

随着乳房的胀大，左、右乳头之间的距离逐渐拉开，双乳开始向腋下扩展并下垂，乳房周围的皮肤缺乏弹性和张力，双乳的外侧还有可能出现少量的妊娠纹，乳晕更深更黑，皮肤下静脉曲张程度加重。到怀孕第七个月时最好换用哺乳文胸。按摩乳房有助于乳房血流畅通，刺激乳腺发育，且可减轻乳房胀痛等不适感。孕 7～9 个月，乳腺发育达到顶峰，肿胀感加重，轻按乳头也能流出乳汁，整个乳房重量相当于孕前的 2～3 倍。睡眠宜用侧卧，避免挤压乳房导致血液循环不畅，妨碍促使乳腺发育的激素运送而累及乳腺发育。一定要穿戴可以承重、透气又舒适的全罩式胸罩。到分娩时胸部大致会至升 2～3 个罩杯，尺寸可增加 15～20 厘米以上。分娩后不妨换成塑型专用文胸，可有效托高乳房，防止下垂。乳房是一个腺体组织，且是不随意的肌肉组织，所以无论孕妇是否打算哺喂母乳，适当的乳房支托对促进舒适、维持乳房外形都是很重要的。

孕期乳腺组织增加、脂肪贮备增加等，这本来是大自然赋予人类天性的功能，其作用是为了适应分娩后哺乳的需要。但就是这样一个时期，正好与少女时代的第二性征发育期过程类似。所以，对于女性来说，孕期实际上还有丰胸美胸功效，是乳房再次发育的绝好时机。

（全小珍）

14. 6 个月的“宝宝”，用耳朵听外面的世界

不知不觉到了怀孕 6 个月，小丽和宝宝也越来越亲密了。小家伙身长已经超过 30 厘米，体重接近了 0.9 千克了。宝宝又学会了什么新的本领呢？呵呵，聪明的宝宝已经具备了记忆、听力和学习的能力，特别是听力，更上一层楼了。每天一有空，小丽就抓住时机，抚摸着肚子，呼唤宝宝的小名，让孩子他爸一起给宝宝讲故事。小丽自己也会给宝宝唱唱儿歌，朗诵诗文，因为妈妈的声音对腹中的宝宝有更好的安抚作用。这样，宝宝一出生就会马上识别出父母的声音。刚来到这个完全陌生的世界，肯定会有紧张与不安，能听到一个熟悉的声音，对宝宝来说会是多大的喜悦啊！

这个时期还是进行胎教的好时机。只要妈妈不失时机地对胎儿进行认真、耐心的语言训练，那么等到胎儿出生后在听力、记忆力、观察力、思维能力和语言表达能力上将会大大超过未经语言训练的孩子。如果你

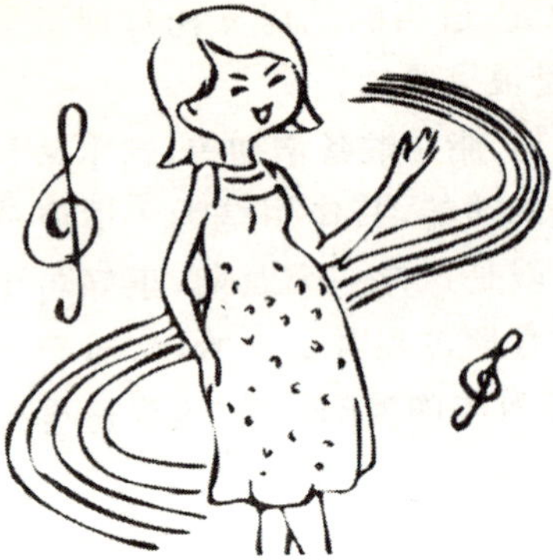

图 4　音乐胎教会给胎儿带来意想不到的愉悦

想让宝宝成为音乐家，那就给他听音乐吧！如果你不想让宝宝成为音乐家，也请给他听音乐吧！因为音乐胎教会给宝宝带来意想不到的愉悦。只要让准妈妈心情好，听什么音乐都行，但是一定得是美好、轻柔、调和、悠扬的曲目，能使心情开阔爽朗的音乐。小丽一般给宝宝放些古典音乐，有时候也放些儿歌。刚开始的时候，宝宝在肚子里还没什么反应，可是不知道从什么时候开始，音乐一响起，宝宝就特别活跃，好像在欣赏音乐呢(图 4)！

小贴士

胎教音乐，节拍不宜太快，音量不宜太大，音乐中不要有忽然的巨响。

音乐胎教时间不宜过长，以 10～15 分钟为宜。

为了防止高频声响对胎儿的损伤，胎教音乐中高频声响应低到听不到的水平。

（胡迎春）

15."小小蚯蚓"爬上来

随着肚子的蓬勃发展,虽然努力地控制着,可是小丽的体态还是日渐珠圆玉润,行动也越来越不便,感觉自己真像一只大熊猫,转身都要慢半拍,而双腿更是渐渐肿胀起来,无意间低头越过肚子瞧见腿上竟有几条"小蚯蚓"般的青筋暴起!这是怎么回事?有没有关系?这可怎么办!她急忙打电话向姐姐求助,"是静脉曲张吧,你不是刚上过孕妇学校的课嘛,这么快就忘了"?被姐姐一语惊醒,想起这就是静脉曲张!难怪最近老觉得小腿酸胀得厉害,偶尔还痒痒的,热热的,还以为是天气太热了引起的热胀冷缩或者是白天走得太多了,就没在意。还好上课时认真地做了笔记,可以现学现卖应对这些"小蚯蚓"了,虽然知道这在短期内是无害的,可是内心还是忐忑不安:会不会变成像"绳子"一样硬呢?会不会溃烂呢?

越想越害怕,赶紧捧起笔记认真地边读边做。她自认为前两招已经做得相当好了,比如每天散散步,促进血液循环,要知道楼下公园的花花草草她都能背出有几棵了!还有孕期体重的控制,这个可是她的得意之"作"啊,每次上课都是受表扬的模范。且看第三招:不管是在厨房、卧室,还是客厅,她都带着一个随身"武器"——柔软的小枕头。无论是坐着还是躺着,她都做着一个不太雅观的动作——抬高小腿。这般不顾多年树立的美好形象,只为让这些蚯蚓般的"小河"里的"水"(血液)借助地心引力的作用流向"大海"(心脏),所谓"水往低处流"嘛!第四招：这招其实很好做，那就是左侧卧位，这样可以减少“小河”的“水流阻力”，小腿下垫上小枕头不仅可以抬高小腿，更重要的是舒适，让脚也享受一回垫枕头的幸福吧！最后还有一个法宝——“孕妇专用静脉曲张弹力袜”，当她还在犹豫着要不要买的时候，丈夫已体贴地拿上前来。

穿孕妇专用静脉曲张弹力袜在这个季节实在是一种折磨啊，又紧又热！可是为了赶走爬上腿的“小蚯蚓”，这一两个月就咬咬牙熬着吧。

在她每天带着“法宝”和“武器”犹如侠女“练武”般的坚持下，“小蚯蚓”竟然真的慢慢地不明显了，更让人开心的是双腿的肿胀也退掉了好多，行动方便了。原来赶走“小蚯蚓”并不困难，你也可以！

（全小珍）

16. 爱动的“宝宝”7 个月了

小丽现在怀孕 7 个月了，宝宝越来越会动了。宝宝开始在肚脐上方，胃的附近，先是左边顶顶，一摸就跑到右边去了；刚换了手去摸，他又返回原处了。哈哈，宝宝越来越爱“逗”妈妈玩了。要不是前面已经做过 B 超，小丽肯定还会幻想怀的是不是双胞胎，或者是一个“人形章鱼”，不然，怎么有时感觉像是被一打小拳头击打？也许，这只是宝宝在进行魔术表演呢，他用一对拳头，再加上小膝盖、手肘和小脚，跟你捉迷藏呢。最可气的是有时候他，他竟然踩你的膀胱！每当抱怨的时候，孩子他爸就说：“你们俩要和平相处，不要打架哦！”腹中的宝宝越来越活泼。有时宝宝成天都在活动,胎动频繁,而另一些时候他似乎很安静,又让人有点担心。其实,胎儿也像我们一样,既有"兴奋"时,他们愿意踢踢脚,也有"沮丧"时躺着放松放松。妈妈们一定要注意胎动,但是也不必太过担心。从这个月开始,宝宝的胎动变得更有规律、更持久,准妈妈可以清晰地分辨出宝宝休息和活动的时间。此时的宝宝已经完全长好了,就像一个小人驻扎在皇宫里,接下来的日子就是长长大脑、皮肤和脂肪。此时的他随时都在动,准妈妈们能真切地感受到自己孕育的小生命的一举一动,真是美妙无比。

从第 28 周,小丽姐姐就告诉小丽开始每天数胎动,刚开始小丽还老大不乐意,会动就行了,为什么还要计数呢?姐姐告诉小丽,关心腹中胎儿的人很多——准妈妈、准爸爸、外公、外婆、爷爷、奶奶,还有诸多的亲朋好友,但是真正能第一时间感觉宝宝安危的只能是准妈妈,准妈妈是自己腹中孩子最重要的监护者!姐姐还举了个例子。2 个月前值班时,一对夫妻急匆匆地走进了产科。孕妇焦急地说:"医生快来帮我检查一下,我下午肚子痛了,帮我看看是不是快要生了?"医生马上用多普勒听胎心,可是整个腹部已经没有胎儿的心跳。再做 B 超,也看不到那曾经有力的心跳,只有一片寂静。诊断结果:胎死宫内。然而,孕妇无法接受这样的结果,她大声地喊:"医生,你是不是弄错了?我宝宝昨天早上还在动呢,只是比平时少了些。"医生翻阅了这个孕妇的产检记录,赫然发现上一次产前检查时间已经是 3

周前了，她没有遵照医嘱一周检查一次，记录胎动的卡片上也是一片空白，只有医生留下的反复强调计胎动重要性的记录。医生还发现，这个孕妇曾经生育过一个脑瘫儿，这次是准备多年才怀孕的。就是这样一个高危孕妇，她却忽视了最重要的胎动，错失了抢救宝宝的机会。但是，结果无法改变，在离预产期仅有5天的时间，宝宝永远离去了。这位妈妈如果在胎动减少的时候就及时来医院，她的宝宝还是有机会得救的。

因为这个准妈妈的不幸，小丽开始认真计胎动。上班条件有限，她把数胎动时间安排在晚上。从外面散步回来后，躺在床上或半靠在沙发上，双手放在腹部，用纽扣做标记，胎动一次，放一粒纽扣在盒子中，如连续动几下也算一次，1小时后，盒子中的纽扣数即为1小时的胎动数。如果条件允许的话，其他准妈妈可以按照这样的方法，每天早、中、晚计数3次，再将3次胎动数加起来，乘以4，就得出12小时的胎动数，这样就更安全了。如果自测胎动开始得早，自然而然会摸出一个常数，以此为标准自行监护胎儿在宫内的安危。

小贴士

每个胎儿的胎动都有自己的规律，胎动的强弱和次数，个体差异很大，需要准妈妈仔细体会。

从怀孕7个月起，宝宝越来越爱动了，就要开始数胎动了。

在餐后卧床或静坐计数，每日3次，每次1小时，动一下算1次，如果在短时间内动几下也算1次。

每天将早、中、晚各1小时的胎动次数相加乘以4，就得出12小时的胎动次数。如果12小时胎动数大于30次，说明胎儿状况良好。

如果每小时胎动数≤3次或胎动次数比平时减少一半，或胎动过于频繁，应继续数1小时，仍未好转，应及时就诊。

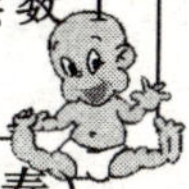

（胡迎春）

17. 腰酸背痛该怎么办

怀孕到5个月以后，小丽就越来越容易感觉到累，站站就腰酸背痛。随着宝宝不停地生长，肚子越长越大，腰酸背痛也越来越明显，每天晚上给小丽按摩，成了老公必做的功课，可是各种按摩手法都使了出来，小丽还是觉得腰酸背痛，浑身不舒服。只好又向姐姐求助。姐姐说："孕期腰酸背痛不是什么病，几乎80%以上的准妈妈都有这个问题。这是因为怀孕时增大的子宫造成体形改变，使孕妇的骨盆往前倾，重心往前移，为了把重心向后移以保持平衡，孕妇的腰椎便会过度前凸，这对腰椎来说负荷相当大，因此很容易出现腰痛的现象。”

那么，有什么办法来预防和改善孕期的腰酸背痛呢？姐姐告诉小丽几种办法，虽说没有完全解决问题，但是至少让小丽腰酸背痛减轻许多。

下面几种方法，怀孕的你不妨试试：

准妈妈从怀孕初期开始就要多多留意自己的姿势，保持良好的姿势。到了怀孕中期及后期要避免长时间站立，有不适就要坐下或躺下。应选择有扶手、靠背的椅子，坐位时臀部和背部要紧贴椅背。可在椅背上放柔软靠垫，舒缓背部压力；而双脚也可放于矮凳上，帮助腿部血液循环。躺下时可将两腿垫高，协助血液循环，消除酸痛的效果会更好。睡觉时采取侧卧，减轻腰部负担及舒缓不适的感觉，可在膝关节下方垫块软毛巾，能够帮助放松腹肌压力。睡觉的床垫也很重要，可选择软硬适度，能与背部紧贴的床垫。

每天适当散步，如果你有运动的习惯，如游泳、瑜伽，也可以坚持做这些轻度的运动。

为了不被腰酸背痛困扰，告别心爱的高跟鞋，即使是宽底高跟鞋也不行。挑一双合脚舒适的平底鞋子，可以减轻腰酸背痛的症状。穿脱鞋袜时，可以将脚放在脚凳上，或坐在小椅子上，以降低腰部的弯曲度。

不要提重物，即使看见最可爱的小孩，也不要伸手去抱，免得腰部负荷过大，加重腰酸背痛。

使用托腹带，可使腹部得到支撑，减轻腹部压力，减少因肌肉紧缩产生的下背痛。

准妈妈还可以做些腰部运动，帮助缓解腰酸背痛。腰部运动：站在椅背后，手扶椅背，双脚分开与肩同宽，慢慢吸气，同时手臂用力使身体重心集中于椅背上，脚尖着地，脚跟抬高，腰部挺直，使下腹部紧靠椅背，然后慢慢呼气，手臂放松，恢复原来的姿势。每天早晚各做 5～6 次，可减轻腰酸背痛，还有助于顺利生产（注：椅子必须保证稳固）。另外，也可以做骨盆与背部摇摆运动：平躺仰卧，双腿弯曲，双足平放，利用足部与肩部的力量轻轻抬高臀部与背部，如此一上一下反复运动。每天 5～6 次，每次 5 个回合，可以减轻怀孕时的腰酸背痛。

小贴士

对于怀孕前即有椎间盘突出、脊椎侧弯、退化性关节炎（俗称骨刺）、慢性背痛，孕期腰酸背痛明显加重者，应该及时去医院就诊，让医生帮助你解决问题。虽然对准妈妈而言，应该尽量避免服药、打针，但是严重的腰酸背痛还是需要借助药物治疗以获得缓解。

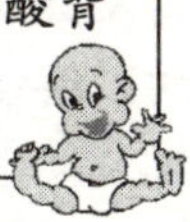

（胡迎春）

18. 怀胎 7～9 个月，别忘记补钙

丈夫每天都变着花样给小丽做好多既好吃营养又好的饭菜，让她很满足。可是有次在睡梦中突然小腿抽筋，医生告诉她可能是缺钙，她要注意补钙了。

缺钙不仅危害孕妇自己的健康，更会危害胎儿的健康。如果准妈妈钙摄取不足，为了保证血液中的钙浓度维持在正常范围内，骨骼中的钙会大量释放出来，从而引起关节、骨盆疼痛等。胎儿得不到足够的钙，很容易发生新生儿先天性的一些疾病。缺钙让孩子不健康，可是该怎么补啊？

怎样才能科学补钙呢？医生的建议是：补钙首先应该从丰富食物种类，均衡饮食结构入手，其次才是选择补钙产品。而且还有一个很重要的元素就是维生素D，它能帮助体内的钙被吸收。一般情况下，孕早期不建议补钙。因为早期进补大量的钙，妈妈的吸收比较差，不能有效补钙。医生建议准妈妈怀孕4个月以后补钙，但要注意根据个体差异，不能补过量，补钙过量会使胎儿囟门过早闭合，影响脑部发育。另外，整个孕期强调多走动，多晒太阳，合理饮食，不能单纯依赖补钙。

准妈妈在怀孕7～9个月对于钙质的需求是最大的，因为这时候宝宝的骨骼发育是最快的。而胎儿骨骼发育最需要的钙质基本上是从妈妈的骨骼中摄取的。最佳的补钙食品是牛奶和奶制品。每天早晚各喝一杯牛奶，可补足够量的钙。另外，每天应多吃含钙丰富的食物，如蛋黄、鱼、虾等。如果准妈妈平时补充钙比较充分，基本不需要补充钙剂；不爱喝牛奶的孕妇，可以每天补充600毫克容易吸收的钙剂。

医生同时也告诫孕期不要盲目补钙，过度补钙会使钙质沉淀在胎盘血管壁中，造成胎盘老化、钙化，血液循环及分泌的羊水减少，胎儿无法得到母体提供的充分营养和氧气，易发生宫内缺氧。

（张丽萍）

19. 外阴瘙痒，准妈妈们的难言之隐

怀孕以后，小丽就开始慢慢地觉得自己"小花园"湿湿的，那白色液体比没怀孕的时候多了好多，但并没有异味，白带颜色也是正常的，可是不时还觉得痒痒的。看着她上班时心不在焉，坐着不时地扭动，背后的同事问："怎么啦？"可她有难言之隐，怎么好意思说呢？迫不得已又给姐姐打了电话，说了难言之隐。姐姐说："出门诊呢，长话短说。怀孕之后身体和生活有了某些改变，常会引起外阴瘙痒，首先要停止使用各种清洗液，每日一次温水清洗即可。瘙痒时可冷敷至不痒，应穿全棉内裤。"小丽照着做了几天后，真的不痒了。

到了5月份，眼看再过8周就要升级当妈妈了，她突然发现内裤上的白带有点像豆腐渣，还有异味，瘙痒加重，夜里难以入眠。

取阴道分泌物化验检查，结果提示——白色念珠菌感染。天哪！怎么会呢？我很注意卫生的啊，感染了对宝宝会不会有不好的影响啊？怀孕期间能用药吗？用药对宝宝有什么影响？听说这个病会反复发作，是不是就是治不好了呀？噼里啪啦地问个不停。

身为医生的姐姐安抚她后说："白色念珠菌感染就像'妇科感冒'，比较常见，而且孕妇特别是糖尿病患者属高发人群。只要按医嘱用药就能治愈。要特别注意平时的清洁卫生，洗澡尽量淋浴，内衣裤要宽松，绝不要穿紧身的尼龙内衣裤。内衣裤要勤换洗，在阳光下晾晒。生活作息要规律，怀孕了就不要三

天两头的熬夜，抵抗力降低自然就容易得“阴道炎”。阴道炎一般不影响宝宝生长发育，但严重时会上行感染造成早产。分娩时阴道炎易发生阴道裂伤与感染。”所以不要小看外阴瘙痒。孕期应选用对宝宝无影响的药物积极治疗。

（全小珍　陈洁）

20.“宝宝”8 个月了，越长越饱满

怀孕 8 个月，小丽的宝宝越长越大，他在妈妈的肚子里不断地开拓地盘，把妈妈的胃往上顶，再往上顶点，嗯，左边太挤了，往右边再扩大地盘，这样的“疆土”勉强可以过关。可是宝宝，再怎么说，也得留点位置给妈妈的胃呀，不然，妈妈吃不进去，你也长不饱满啊。让我们看看，8 个月宝宝有多大了。体重大约有 1 300 克，坐高为 26～27 厘米，如果加上腿长，身长大约已有 43 厘米了。宝宝的皮下脂肪已初步形成，看上去比原来显得胖一些了，体态日渐丰满，不过皮肤的皱褶仍然挺多。宝宝的手指甲清晰可见，已长至指尖。皮肤淡红，并变得光滑起来。宝宝毕竟是住在肚子里，因为空间有限，他的身体紧贴着妈妈的子宫。这时候，我们要避免一些强烈的声音刺激和震动，不然宝宝就会大吃一惊，女宝宝会花容失色，男宝宝也不能保持男子汉的风度啦！这时候宝宝的视觉发育已相当完善，我们可以用手电筒将柔和的光亮透过妈妈的子宫腹壁照射进来，胎儿就会睁开眼睛并把头转向光源，他会喜欢上“捉迷藏”的游戏。

从第八个月开始，宝宝的身体长得特别快，体重主要是在这个时期增加。主要特点为大脑、骨骼、血管、肌肉都在此时完全形成，各个脏器发育成熟，皮肤逐渐坚韧，皮下脂肪增多。若孕妇营养摄入不合理，或者是摄入过多，就会使胎儿长得太大，出生时造成难产。所以一定要合理地安排此期孕妇的饮食。

小贴士

饮食要以量少、丰富、多样为主，一般采取少吃多餐的方式进餐。

要适当控制进食的数量，特别是高蛋白、高脂肪食物。饮食的调味宜清淡些，少吃过咸的食物，不宜大量饮水。孕妇应选体积小、营养价值高的食物。特别应摄入足量的钙，应注意维生素的摄入。保持轻松愉悦的心情。

进行适度的运动，可以使孕妇锻炼腹部和盆腔的肌肉。

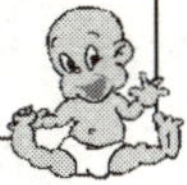

（胡迎春）

21. 我的血红蛋白哪里去了

电梯门即将缓缓合上，眼看着时钟马上转向 8 点，小丽忘记自己是孕妇的身份了，一边很不淑女地大声喊“等一下”，一边奔向电梯。在冲进电梯的一刹那，她踉跄一下，同事看出了异样，提醒她会不会贫血了！

看着验血报告单，她才发现她的外形跟血红蛋白原来是不一定成正比的。彩票从没中过一毛钱，怎么早孕呕吐、贫血都给中了呢！也不知道我看不见、摸不着的宝宝在肚子里是否安好？她把担忧化成无名“火”对丈夫熊熊燃烧了起来：“凭什么你就能做现成老爸，每天除了上班下班接送，其他贡献都没有，凭什么就要我们娘俩受苦。”丈夫故意逗她说：“你自己太结实，害得我连照顾你的欲望都没有了！”什么？嫌我不够林妹妹！这不火上浇油嘛！看着就要跟他搏斗的架势，已经“百度”了一番的丈夫立刻安抚道：“老婆，幸亏你够结实，当初虽说有呕吐，但还是该吃就吃，不然贫血会更厉害，还好现在才一点点贫血。”

产前检查处有海报，于是小丽就去孕妇学校听了一堂课。医生说：“怀孕期间，孕妇的血容量增加，红细胞总数也增加，但因为被增加的血浆稀释，所以血红蛋白常较低，易出现贫血。”其实并非是宝宝真的抢走“血红蛋白”，而是孕期总需求量增加了。

那种无私奉献的自豪感冉冉升起！她问丈夫：“宝宝应该还会继续跟我抢吧？”老公俨然成专家了：“当然啦，而且是毫不客气地抢！特别是孕晚期，要多补充铁，保证自己有充足的血红蛋白。”不就是吃嘛，猪肝、瘦肉、蛋黄、大枣、牛奶这些我都爱，这也太方便了吧！为了避免菜品太单调，丈夫还买了好几本烹饪书，每天都选几个操练，颇有一番不成名厨誓不罢休的认真劲儿，害得小丽都不忍心让这么写意的怀孕生涯终结了。

尽管孕妇营养合理，但是血红蛋白提升不快，还是需要按医嘱每天补充铁剂药物。

全小珍

22. 我准备好了——9个月的“宝宝”

宝宝9个月了，小丽常想，宝宝应该越来越“漂亮”了。因为象征着成熟的特征一点点的出现，如皮下脂肪增多，使得皮肤有了光泽和颜色，并且比以前光滑多了，因此，脸上不再那么一脸“沧桑”。原本长满全身的胎毛逐渐消退，要是男婴，睾丸已下降到阴囊中；若是女婴，大阴唇隆起，并左右两侧紧紧贴在一起，生殖器官基本形成。无论你从哪一点看，宝宝都是一个完完整整的婴儿！当妈妈每次去医院做检查的时候，医生总会将胎儿的位置情况告诉你。胎儿的姿势将直接影响到出生的过程是否顺利。正常的胎位应该是胎头俯屈，分娩时头部最先伸入骨盆，医学上称之为“头先露”。这种胎位在分娩时一般比较顺利。如果身体其他部位（如臀、脚、腿部甚至手臂）朝下，就属于胎位不正。在异常胎位中，臀先露（即臀部朝下）的比例最高。大部分的宝宝，会把身体倒转过来，他的小脑袋进入到妈妈的骨盆。现在，光亮照进腹部的时候，宝宝会开始活动，到了晚上的时候，他也会休息，逐渐地建立起了每日活动周期，为出生后的生活做准备……

准妈妈现在一定不好受，越来越大的宝宝挤着你的五脏六腑，使得手脚都出现了水肿。即将做妈妈的你要和宝宝多讲话，事实证明这会很有效。在和宝宝谈话的时候尽量用小孩子的声音和他交流，这样的声音更加能够引起宝宝的兴趣和注意。

胎头入盆以后，宝宝的身体一直是倒过来的，头被紧紧地夹在一个小小的通道里。而且他的“房子”也已经太小了，小得他转不过身，这种日子真不好过。宝宝要准备搬家了！他在耐心等待，等待合适的那一天和爸爸妈妈相见，看看外面的精彩世界。

小贴士

这个月要为分娩做准备了。分娩是一个自然生理过程，大多数准妈妈都能自然分娩的。

如果你有以下情况，请及时和医生联系：阴道出血而非血样黏液；稳定而持续加强的宫缩；羊膜破裂；羊水流出；胎儿活动减少；外伤，特别是腹部受到撞击后。

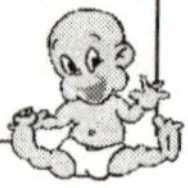

（陈洁）

23. 便秘的烦恼

在小丽怀孕 9 个多月的时候，每天为只吃不拉的事而烦恼，这段时间既没有前几个月早孕反应带来的胃部不适，也没有食欲不佳的状态，现在看到食物都想吃，而且饿得很快，每天婆婆和妈妈轮着买菜，变着花样做给她吃的，大都是鱼、肉、蛋和虾。她们只怕营养不够，可这几天不知道什么原因，经常几天不解大便，有时好像有点便意，但又解不出，在马桶上一坐半个小时，还是无济于事。每天吃的一点不少，出来的却微乎其微。便秘让她痛苦不堪，腹胀、食欲减退、便秘还真把一切搞得乱七八糟。家里人都为她着急(图 5)。

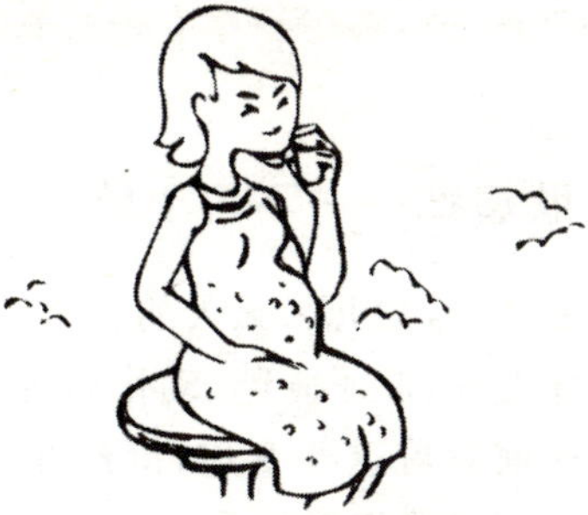

图 5　便秘，好烦啊

孕期引起便秘的"罪魁祸首"是因为体内增多的孕激素，使得胃肠道"消极怠工"。还有慢慢长大的子宫对胃肠道的压迫，使得它们更加"懒惰"了。

孕期便秘比较常见，但必须要及时让胃肠道勤快起来，战胜便秘的终极武器就是要多吃粗纤维食物，如水果、蔬菜等，配合适当的运动，这些都失败的话才能在医生指导下使用药物通便。"粗纤维食物中有哪些特别有效的吗?"医生说，有一位孕妇是因为要保胎导致便秘比较严重，后来她试吃多种蔬菜、水果来改善便秘，一有"信号"就放下手中的工作去厕所，还养成定时排便的习惯，平时孕妇也要放下"熊猫"的姿态，适当做做家务，出去散散步，促进肠胃运动。看！就是这样简单实用的方法，只要行动起来，就能让便秘远离我们了，做一个快乐的妈妈。

(全小珍)

三、那些并不总是风和日丽的日子

24. 皮肤瘙痒——不可小觑

十月怀胎，随着胎儿一天天的长大，准妈妈也有一系列的身体变化：肚子隆起、动作迟缓、手脚肿胀、肚皮发痒……面对着这些变化，沉浸在将为人母喜悦中的准妈妈们都能坦然接受。虽然以上现象大多属于正常，但个别孕妇肚皮发痒却是由于疾病造成的，应该引起足够的重视。我们看看下面这位妈妈的孕期经历。

“我怀孕时 25 岁，是孕育宝贝的黄金年龄。怀孕前所担心的长满妊娠纹，身材走样，脸上长斑，这些我都没遇到，反而从怀孕开始，皮肤越来越好，更有光泽。然而，到了怀孕的第八个月，身体却莫名其妙地痒了起来。正值晚秋，天气比较干燥，以为是皮肤缺水引起瘙痒，就多吃些水果，多喝些水。而且刚开始也只是轻微瘙痒，挠几下，就忍过去了。可是过了几天，身上的瘙痒不仅没有好转，却更变本加厉。开始只是肚脐周围瘙痒，后来手心、脚心痒，再后来竟发展到了全身。痒得夜不能寐，食不知味，真是千言万语也难以表达这种痛苦。用热水洗澡、拼命抓，方解一时之痒，但过后瘙痒却越来越重，越抓越痒，到最后是体无完肤，全身都是抓痕。”

25. 皮肤瘙痒——胎气，还是疾病

到底什么问题呢？婆婆说，只是胎气而已，这种事情在孕妇中很常见，孩子生了就好了。于是便为我去老中医那里抓了几副中药。连续服了两天，瘙痒仍不见好转，全身上下还是痒得厉害，甚至连晚上都睡不好觉，肚子里的宝宝似乎也因我的不适受到了影响，原本有力的胎动也不再那么频繁了。我心里开始有些隐隐的不安，于是马上去了医院(图 6)。

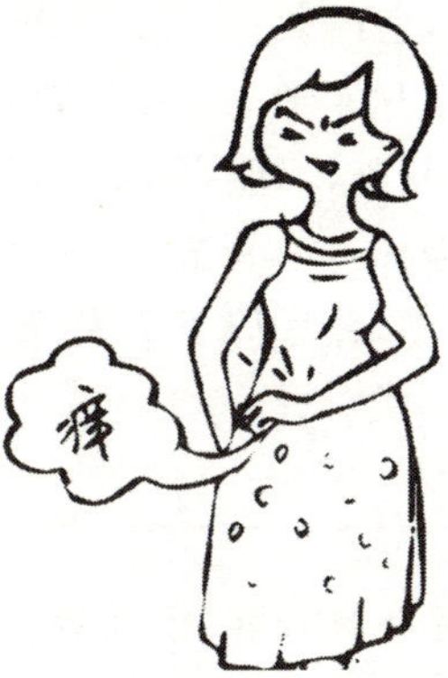

图 6　孕期皮肤瘙痒要警惕妊娠肝内胆汁淤积症

26. 肝内胆汁淤积症——警惕伸向胎儿的黑手

我去平时产检的医院检查。医生让我去验血。验血结果表明，转氨酶轻度升高，胆汁酸浓度却是明显超出正常值，诊断为妊娠期肝内胆汁淤积症。医生说，这种病最显著的特点就是胆汁酸浓度大大超标，过高的胆汁酸浓度，会直接影响胎儿，因为这种病导致胎儿宫内死亡的也不少见。可以说，妊娠期肝内胆汁淤积症是伸向胎儿的黑手，并非只是“胎气”。于是，我被安排住进产科高危病房，开始住院

治疗。注射地塞米松、思美泰，还口服优思弗胶囊。药的具体作用我讲不清楚，只是说可以降胆汁酸，而且瘙痒也确实比之前好些了。自己每日计数胎动、吸氧，每天做胎心监护。在这样严密的监测下，医生还说，不一定能完全防止胎儿宫内死亡。在孕 35 周时，开始出现了下腹阵痛，马上做了胎心监护，宝宝胎心减慢。医生说宝宝的情况危急，不能再等了，必须马上进行剖宫产。还没来得及做好心理准备，一个小时后身边就多了个可爱的宝宝，总算母子平安，顺利闯过了妊娠期胆汁淤积症这一关。

小贴士

妊娠期肝内胆汁淤积主要症状：①瘙痒。瘙痒是胆汁淤积最典型的表现。约 80% 患者在孕 30 周后出现，有的甚至更早。②黄疸。瘙痒发生后部分患者可在数日至数周内出现黄疸，程度与瘙痒相同。发生黄疸的孕妇羊水粪染、新生儿窒息、围生儿死亡率均显著增加。

目前还没有理想的药物治疗。治疗的原则主要是对症处理，降低母亲血清胆酸水平，在胎儿成熟时及时终止妊娠。常用的药物有考来烯胺、思美泰、苯巴比妥、地塞米松、熊去氧胆酸(UDCA)。即使服用药物治疗，也不能掉以轻心，必要的检查和监护一样都不能少

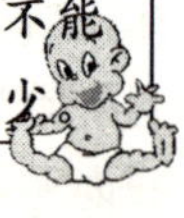

（胡迎春）

27. 高血压悄悄来临

几天前产科碰到一个危重病人。怀孕 7 个月的孕妇，年龄 19 岁，因为晚上性生活后阴道出血，腹痛，被救护车送到产科病房。来的时候，不断呻吟，浑身发抖，血压高达 160/105 毫米汞柱，阴道出血不是很多，腹部非常紧，胎心已经减慢了，小腿水肿非常明显，根据这些检查诊断高血压，胎盘早剥。情况非常紧急，为抢救宝宝和母亲，立即进行剖宫产术。术中发现胎盘大部分剥离，宫腔内大量凝血块和新鲜的血，新生儿出生时重度窒息，转新生儿科抢救；母亲术中输血和血浆，术后转重症监护室治疗。术前留尿，报告大量尿蛋白。术后再补充询问病史，其实孕妇几天前起就不时出现头痛、头晕、水肿越来越重，但一直没有重视。直到出现这种情况，才被家人送到医院。并且这个孕妇产前检查很不正规，在怀孕 19 周时做了一次检查后，那时血压正常，此后就不再去医院做例行检查。属于典型的重度子痫前期，如不立即抢救，母婴性命随时可能双双不保。

但是，并非所有的妊娠期高血压孕妇都像这位产妇这么幸运，最终算是母子平安。每年各地仍有一定数量的产妇死于妊娠期高血压综合征。那些从来不做产前检查，等身体严重不适时才去就诊，发现为妊娠高血压疾病，几乎每个月都会遇到。

很多人觉得，年纪轻轻不可能会得上高血压，高血压只是老年人的“专利”。其实，妊娠期高血压是妊娠期特有的疾病，在孕妇中发病率并不低，一般发生于在妊娠 20 周以后，主要表现为高血压、蛋白尿、水肿，严重时会出现抽搐、昏迷，甚至母婴死亡。

（胡迎春）

28. 高血压“青睐”谁

很多孕妇会问，高血压这么可怕，我会不会也得高血压呢？一般来说，妊娠期高血压好发于以下几种情况：①孕妇年龄≤20 岁或＞35 岁。②家族中有高血压病史、妊娠期高血压综合征或子痫病史。③有原发高血压、肾炎、糖尿病等病史。④营养不良贫血、低蛋白血症。⑤体型矮胖体重指数＞24 者。⑥精神过分紧张或工作强度压力大者。⑦羊水过多、双胎、巨大儿、葡萄胎者。不管是不是属于上面这几种情况，都不要害怕。其实，疾病本身并不可怕，可怕的是对疾病发出的信号无动于衷。大部分妊娠期高血压患者在发病前或发病初，都有先兆，是什么呢？我们接下来看看。

29. 不只是水肿——小信号，大问题

妊娠后期，很多孕妇都会出现手、脚水肿。按压手背或小腿，不能立即复原。水肿是由于随着子宫变大，下半身的血管受到压迫，影响到毛细血管的血液循环而引起的症状。每位孕妇或轻或重都会出现水肿。一般吃一些利尿的食品，如红豆汤、冬瓜汁等，尽量减少站立和端坐，休息时候把下肢抬高，会有明显缓解。妊娠期间孕妇不可站立过久，避免摄入过量的盐分，做孕妇体操，防患于未然。但是也有

一些孕妇水肿总不见好转，且体重明显增加，有的孕妇水肿表面上看不出来，但是一周内体重增加500克以上时，有可能是隐性水肿，甚至出现高血压、蛋白尿，这时候就不能再掉以轻心了，有可能是患了妊娠期高血压，需立即检查，进行治疗。

小贴士

定期到医院做产前保健，注意每次测量体重和血压，化验尿常规，检查有无尿蛋白。

控制孕期体重的增长速度，整个孕期体重增长12.5千克左右。

注意孕妇的营养均衡，常规补充钙剂，保证蛋白类食物(牛奶、瘦肉和蛋类)的摄取，补充微量元素尤其是维生素E、维生素C、铁剂和钙剂。

注意孕期保健，建议28周后每天中午左侧卧位休息30分钟左右，以利于回心血量增加，减轻下肢水肿。

(胡迎春)

30. 怀孕使我得了糖尿病

随着生活方式的改变，妊娠期糖尿病发病趋势升高并呈现年轻化。另一方面，不少孕妇吃得多而精，活动少，再加上孕期的生理变化导致糖代谢紊乱，所以极容易发生糖尿病。如果不幸站到了糖尿病妈妈的行列，我们应该怎么做？下面请看这位准妈妈的故事。

我们的宝贝，再过20天就2周岁了，宝贝身高达标，体重没有超标，足以让我这个得了妊娠期糖尿病的妈妈感觉自豪。怀孕过程总体还算顺利，但是不请自来的妊娠期糖尿病却让我足足忙乎了两个多月。怀孕前我血糖并不高，怎么也没想到24周做糖耐量检查居然不过关。做检测时，我根据医生嘱咐的，按照平时的饮食，不能为了得到正常的化验结果去刻意控制饮食。抽血前一天晚上8点钟以后就不能吃东西了。上午8点抽空腹血，然后喝了含75克葡萄糖的水250～300毫升，5分钟内喝完，分别于喝糖水后1小时、2小时各抽血一次，测定血糖值。折腾了一上午，3项化验有2项超标，且超得不少。医生说是患了妊娠期糖尿病。我觉得很奇怪，我的身体一向很棒，为什么会得糖尿病呢？难道是怀孕前吃了较长时间的避孕药？医生说在吃避孕药的时候，有些人的血糖会异常，但是它不应该引起这种高血糖。那么，一定是怀孕让我得上糖尿病了，可是，为什么偏偏我得呢？医生说，血糖升高主要与糖尿病家族史、本人胖不胖、血脂高不高、血压高不高有关系。我想起了我的外婆就有糖尿病，这也算有家族史吧。

妊娠期糖尿病是女性在怀孕期间出现的一种特殊类型的糖尿病，与女性怀孕后的身体特点有密切的联系。女性受孕以后，性激素分泌增多，它们在人体组织外周有抵抗胰岛素的作用。随着孕周的增加，不断增多的雌、孕激素促使机体分泌更多的胰岛素保持正常的糖代谢。因为个体差异，并不是所有人的胰岛都有那么好的代偿能力，对于代偿能力较弱的人，可能会出现糖代谢异常，于是导致了糖尿病的出现。

妊娠期糖尿病可直接影响胎儿发育。因为孕妇血糖升高的同时，多余的糖很容易通过胎盘到达胎儿体内，使胎儿发生高血糖，这容易诱使胎儿肺成熟延迟，出生后易发生呼吸窘迫综合征。同时，一方面胎儿被迫要将过多的糖贮存起来，要消耗更多的氧，易致胎儿缺氧；另一方面过多的糖要变成脂肪贮存在胎儿体内，会使胎儿体重增加，成为巨大儿。当宝宝个体太大时，往往不能顺利通过妈妈的产道，或者宝宝的头部可能进入了产道，但是肩部却因为过宽而在产道中阻塞，出现难产。糖尿病控制不好，胎儿畸形、胎死宫内可能性也会增加。还有就是容易出现新生儿低血糖、新生儿黄疸。

31. 糖尿病妈妈——不要生个“糖”宝宝

医生让我去营养科就诊，营养师给我算了一日摄入热能指标，嘱咐少油少盐并且限制糖的摄入。营养餐实在难吃，所以我会忍不住偷偷吃点东西。有时候还和朋友出去小聚。结果可想而知，在三天打鱼，两天晒网，有一顿没一顿的情况下，再次去医院就诊时餐后 2 小时血糖严重超标了。医生说照这样的吃法，巨大儿是肯定了，还有可能会造成胎死宫内。我只好办了住院手续，在医院控制饮食。每天，我就等着开饭，等餐后两小时一到，让护士来测血糖。由于我总是管不住嘴偷偷吃东西，血糖还是时高时低。直到两天后住进来一个产妇，让我彻底下定决心，为了自己，为了宝宝，一定要管住自己的嘴。

这个产妇已经足月了，非常胖，身高 150 厘米左右，体重达到了近100千克，身上肿得像大萝卜。她平时从来不做产前检查，这次下身出现了一点咖啡色样分泌物，以为快要生了，兴冲冲跑过来要求住院。结果一查，没有胎心，B超提示宫内死胎。医生问产妇平时的一些饮食习惯。她老公说："平时身体可好了，不打针，不吃药，一顿饭能吃4大碗，一天吃6～7顿。这是第二胎了，第一胎也是这样的，在老家医院剖宫产，生了4.25千克的女儿。"听得我都傻眼了，真能吃啊！产妇的老公是个急性子，一听小孩没了，催着医生要把胎儿引产。医生倒是不急不慢地说："我们得查查原因，很有可能会是糖尿病。"第二天，这个产妇做了糖耐量试验，结果不出所料，妊娠期糖尿病，血糖严重超标，而且根据她的肚子大小和B超结果，胎儿体重估计起码有4.5千克以上。在静脉微泵控制血糖后，这个产妇做了剖宫产，结果又让我大吃一惊，胎儿体重达到了6千克。医生说，这就是不好好产前检查，不控制饮食造成的恶果，我算是被彻底吓住了。

（胡迎春）

32. 是药三分毒——有时使用胰岛素是你明智的选择

于是，我下定决心营养餐到底，在不影响胎儿生长的情况下，控制热能的摄取，尤其淀粉类和甜食的摄入量必须降低。其次，我还在病房周围上下走动，医生说适量的运动对血糖的控制也有帮助。经过饮食控制及适量的运动，大多数妊娠糖尿病妈妈血糖能控制到理想的范围(空腹血糖值 80～105 毫克/分升，饭后两小时血糖值 100～120 毫克/分升)。但是我总是感觉吃不饱，还头晕、乏力，验尿酮体，结果阳性。医生说，已经控制饮食，又出现头晕、乏力，仍无法将血糖控制好，而且出现了尿酮体，必须注射胰岛素治疗。一听要打针，我又害怕了。“是药三分毒”，用胰岛素治疗妊娠期糖尿病会不会给胎儿造成影响，会不会“成瘾”？我拒绝药物治疗。为此，医生特别强调，目前国内已经获批使用的胰岛素类似物，其疗效和安全性也在不断提高，胰岛素属于大分子蛋白，如门冬类胰岛素，不但不会通过胎盘作用于胎儿，而且在有效控制餐后血糖的同时，还能减少重度低血糖的发生，对母婴来说都更安全。就这样我开始注射胰岛素。通过饮食控制，适当运动，注射胰岛素等三管齐下，我的血糖控制到了理想范围，医生准许我出院了。

我带了胰岛素回家自己注射，并买了一个血糖仪，一天 5 次采手指血检测。经过一番摸索，我发现了适合自己的食谱，并在饭后适当进行运动。就这样控制饮食和注射胰岛素两个多月，离预产期 10 天时住院计划分娩产下宝宝，产程中一切顺利，宝宝体重 3 250 克，评分 10 分，没有出现低血糖症和新生儿黄疸。

回想起孕期的这段经历，有苦有甜。但是更多的是庆幸，糖尿病的饮食控制将让我终生受益。对现代人来说，最迫切的是要调整自己的饮食结构。按照“五谷搭配、粗细搭配、荤素搭配、多样搭配”的基本原则，做到营养合理均衡。

小贴士

这些人要特别注意是否得了妊娠期糖尿病：①有糖尿病家族史及不明原因的流产、早产、死胎、畸胎、巨大儿分娩史者。②孕妇年龄超过30岁。③肥胖（实际体重在标准体重的120%以上或体重指数大于等于24）。④本次妊娠期间，尿糖阳性或有糖尿病症状。⑤本次妊娠合并羊水过多、巨大儿、胎儿畸形。

2010年国际妊娠合并糖尿病研究组织推荐的GDM诊断标准为：妊娠期采用75克葡萄糖负荷进行口服葡萄糖耐量试验（oral glucose tolerance test，OGTT），OGTT的诊断界值如下：空腹、1小时、2小时血糖值分别为5.1、10.0、8.5毫摩尔/升（92、180、153毫克/分升），任何一项血糖值达到或超过上述界值，则诊断为GDM。

妊娠期糖尿病的治疗原则：既要保证孕妇和胎儿的营养需要，又要有效控制血糖，以保障胎儿的正常生长发育。治疗方法：每日总热能限制不宜过严；碳水化合物不可太少；蛋白质供给要充足；矿物质和维生素的补给要充足；少食多餐。孕妇运动提倡适量，强度不可过大，最好的方式就是散步。经饮食和运动治疗效果不佳者，必须注射胰岛素治疗。

妊娠期糖尿病的血糖控制标准：空腹血糖≤5.6毫摩尔/升，餐后2小时≤6.7毫摩尔/升。

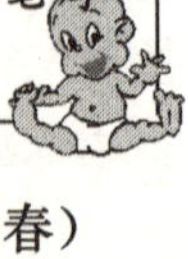

（胡迎春）

33. 红色炸弹来势汹汹——出血了

人们常说，人生人，吓死人。特别是一些经历产前出血、产后出血的妈妈们，更是心有余悸。我们看看这位妈妈的孕期经历。

大概是怀孕 29 周的时候，我就开始不规律的出血了，但是颜色很淡，量也少，出 1～2 天就好了，过 5～6 天又会出现这种情况。因为孕早期曾经因先兆流产住院过，躺在病床上休息几天就好了。我想反正肚子也不痛，躺在床上休息一下出血也少了，就一直没去医院，这样维持了半个月。直到 31 周出血多起来，在家里越躺越害怕，就去医院做 B 超。医生一看到 B 超结果和我的出血情况，要求我立即入院，说我部分性前置胎盘，怎么不早点来医院？

我自己在家里还自我感觉良好，能吃能喝，像个没事人一样，结果到医院被搞得神经兮兮，紧张得很，医生说要绝对卧床休息，连床都不让下，大小便都在床上解决，日夜不断地打了 3 天的安宝针，用来抑制宫缩。医生说得很严重，有可能随时会大出血早产，又给我打了 4 针的促胎儿肺发育的地塞米松，说如果宝宝早产，打了针肺发育会成熟点。3 天后出血止住了，改口服安宝片药抑制宫缩，又在医院住了 7 天。等到不出血了，医生终于允许我出院，只是千叮咛万嘱咐，出院后还得绝对卧床休息，性生活更是要不得。

还是回家好呀，在医院吃不好，睡不好。在家吃得好，睡得香，还有电视看娱乐一下。只是因为害怕突然大出血，所以家里处于一级戒备状态，准备好了所有装备，汽车加好油，老公哪里都不敢去，24 小时待命，准备一有状况马上去医院。

果然到了 34 周的某个深夜，没觉得什么不对劲，下身却突然一股热流，一觉醒来发现自己躺在血泊中。马上叫醒老公，开车往医院赶，当时，一直在想，这颗定时炸弹终于还是炸了。幸亏离医院也就几分钟路程。

看到这个情况，值班医生马上跑回办公室召集人手，说马上准备血，拿 15 号针头穿刺开放静脉，紧急验血，做好一切术前准备。我还完全没有心理准备，就一路抖着给推进了手术室，这一切都在瞬间完成，让人惊叹效率之高。上了手术台，才感觉到蛮恐怖的，麻醉师在腰椎处注射麻药，然后又在我脖子上插了根软管(后来知道是万一大出血用来快速输血、输液的)。我看不到医生在做什么，虽然有麻药的作用，感觉不到痛，但能感觉到手术刀轻轻地划开了我的肚子，那种感觉让人发抖。突然，一声婴儿的啼哭让我忘记了恐惧，我的宝宝出生了。我扭着头去看孩子，心中充满了激动和兴奋。助产士把宝宝抱给我看，让他在我脸上贴了一下，暖暖的、湿湿的，初为人母的感觉溢满全身。医生告诉我手术做完了，不过血流得有点多，有 1 500 毫升，输了血，用了进口止血针，自费 500 多元一支，打了一针没止住血，又打了一针。可能是药物的反应，呕吐得喘不上气。打完止血针又留在手术室观察了 30 分钟，出血少了，才送回病房。3 天后还坐不起来，头晕得要命，可能失血太多，体力差，好容易站起来，也只能咬着牙扶着床边一步一步地挪动。但是想到宝宝，什么疼痛都能够忍。因为早产，宝宝送到新生儿科，暂时与我分开了。过了半个月，宝宝度过了危险期，出院和我团聚了。看着这个毛茸茸、圆头圆脑的小家伙，真是无法用言语来描述我对他的爱。

小贴士

产前出血为产科急症，如就诊或处理不及时则后果严重，常危及母婴生命。引起产前出血的原因很多，常见对母婴影响最大的是前置胎盘和胎盘早剥。

前置胎盘的出血往往是无诱因、无痛性、反复发生的阴道出血。胎盘早剥多表现为有痛性阴道出血。

在妊娠期，尤其妊娠晚期，即使阴道有少量出血或有外伤时，应及时去医院检查，不要耽误治疗时机。

还有一种是在临产前后阴道有少许血性、黏液状分泌物，这种现象叫见红，应与阴道出血相区别，见红是分娩前的症状，属正常现象。

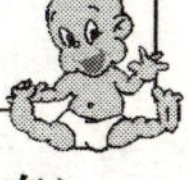

（胡迎春）

四、新生命近在咫尺——准妈妈的心路历程

34. 有“痛”无“害”——做个勇敢的妈妈

在离预产期还剩最后2周时，我的脾气变得越来越暴躁，我只想尽快结束这马拉松式的怀孕，这巨大的“皮球”让我整夜不能安寐，体态臃肿，走路时像只大肥鹅，而且腹部经常一阵一阵往上顶，胃胀的感觉不断，估计我那可怜的胃已经被挤扁成一张纸了。这些倒还是其次，曾经极度渴望的“大众关怀”此刻竟是这般恼人，不管熟不熟悉，只要看见我就问：“哇，肚子好大啦，什么时候生啊？”“怎么还没生啊？”天知道我有多渴望早点生啊！迟一天生多一天担心害怕，脑子里游荡来游荡去的就是“阵痛、分娩、难产、宝宝畸形”等。有天晚上梦到自己大汗淋漓，而努力生出来的竟是唇裂的宝宝，直接被惊醒。终于，老公顶着熊猫眼忧心忡忡地觉得我可能会先“精神分裂”了，他犹疑着提议第二天住院剖宫产去。

于是乎，第二天我们就奔医院去了，找到了一直给我做产前检查的医生，透露了我们的境况和意图，希望让我住院。由于门外的“皮球大部队”都“虎视眈眈”地等着产前检查，医生简明扼要地向我讲解了顺产和剖宫产的利弊，以及我目前的状况，并鼓励我尽量放松一点儿。虽然没有全记住，但我们还是安心地回家“蹲点”去了。有相同情况的准妈妈们，不

妨和专业医生聊聊。经验丰富的医生有时候会“一语惊醒梦中人”，让你安下心来(图 7)。

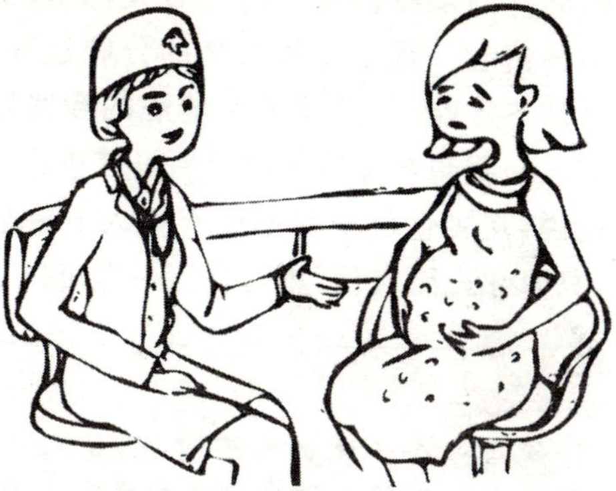

图 7　分娩是一个正常的生理过程，不要过度紧张

也许是我们生活得太幸福了，我们忘记了分娩是所有雌性哺乳动物都会经历的过程，这是大自然赋予我们的使命，连狗猫这么小的动物都能生生不息，我们怎么会不行呢？而且现在的医疗设备如此先进，时刻监护你和宝宝，其实顺产硬件已经摆在那里，重要的是你的信念。就好像跑步，你若觉得自己跑不到 800 米，那你跑到 500 百米就会开始放弃，而如果你坚信自己能跑 1 000 米，那 800 米自然拿下。

关于阵痛，电视剧情景那“惊天地泣鬼神”的“鬼哭狼嚎”直接把众多孕妇吓得意志坚定地直奔剖宫产去了。虽然知道艺术多有夸张是剧情需要，可是这阵痛肯定不轻，所以要做好心理准备去迎接那长达 11～12 小时的阵痛。不过，现在的大多数医院都有一项让老妈都感慨“生不逢时”的分娩镇痛技术，让你不再经历那种痛苦就荣登母亲宝座。

所以，勇敢一点吧，看着身边那些娇小如斯，身轻如燕的朋友们都能稳稳地闯过这关，我怎么会不行呢？这种信念一直坚持到后来的分娩过程中，不断告诉自己一定能行，直至那声清脆的啼哭宣告我的使命完成。我想对那些还没经历过或正经历着的准妈妈们说：其实生孩子并不像有些人所描述的那么可怕，只要你充满自信，相信自己一定可以！

小贴士

分娩是一个正常的生理过程，是人类繁衍后代的自然规律。过度的焦虑紧张可以影响产妇情绪，使机体产生一系列变化，如心率加快、呼吸急促、肺内气体交换不足，致使子宫缺氧收缩乏力，宫口扩张缓慢，产程延长，胎儿宫内缺氧出现宫内窘迫。而且还会消耗她们的体力，使其对疼痛的敏感性增加，使大脑皮质神经中枢指令的发放紊乱，导致宫缩异常。

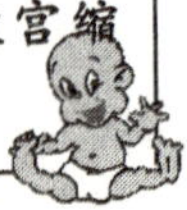

（李一美）

35. 分娩征途——宝宝，我们一起加油

(1)前奏：我一直觉得自己的分娩过程会比较顺利，因为每一次产前检查，产科医生总是夸我饮食控制得当，胎儿估计不是很大，有利于自然分娩。而且我平时比较注意运动，尤其是怀孕晚期，每晚少不了和丈夫一起到公园散步 1 小时，尤其最后 2 周，开始

加大运动量，每天做几十个青蛙蹲。忽然有一天睡前，感觉到肚子有几阵轻微的胀痛，我以为是傍晚吃了不洁食物，没放在心上。到了半夜一两点钟，我再也无法入睡，下腹开始出现一阵阵痉挛性疼痛，类似来月经的症状，十来分钟一次，上了一趟卫生间，猛然看见卫生纸上有少量血淋淋、黏糊糊的分泌物，根据了解到的知识，我知道这是见红。我意识到可能就要临产了！赶紧推醒熟睡的丈夫，激动地准备着“待产包”，驱车前往医院(图 8)。

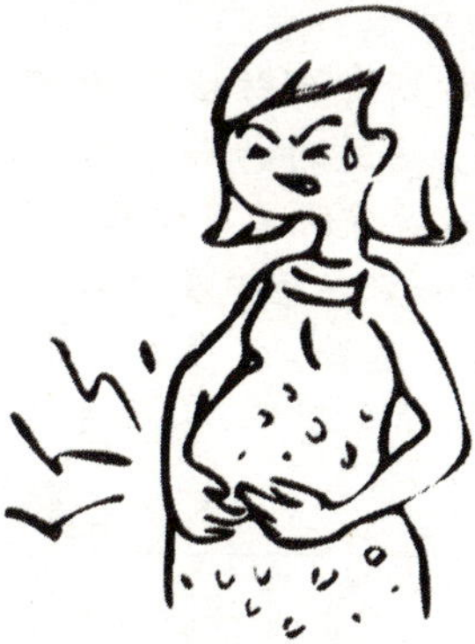

图 8　孕妇正式临产时会有规律的宫缩

到了医院，值班医生为我做了检查，告知我宫口未开，胎心正常，建议我回家等待，等阵痛 4～5 分钟一次再来医院。如果阴道有大量液体流出，不能控制(这意味着胎膜破了)也需立即来医院，路途中尽量平卧不走动。

凌晨 6 点，疼痛似阵阵袭来，宫缩已经 4～5 分钟一次了，而且每次都痛半分钟多，怕去医院还太早，我淡定地细细斟酌着每一次阵痛并尝试使用所学的拉玛泽呼吸法，还真有点效。到了中午，腹痛的程度加剧并放射到我的腰部、大腿髋部，每次痛的时候忍不住呻吟，丈夫看着我痛苦的表情，赶紧带我去医院。就这样我踏上了分娩的征途。

小贴士

产妇在正式临产前有时会有不规则宫缩，会感到轻微腹痛或腰酸，能忍受，同时可伴有见红或不伴见红，宫口往往没有开，胎儿先露部分没有下降，这种情况通常称之为先兆临产。有时先兆临产后很快正式临产，有时又可数日后再临产。大约有10％的产妇在临产前发生胎膜破裂，产妇突感有较多的液体自阴道流出，大部分胎膜在宫口近开全发生自然破裂。

拉玛泽呼吸法又称“精神预防法”，从怀孕早期开始一直到分娩，通过对神经肌肉控制、产前体操及呼吸技巧训练的学习过程，有效地让产妇在分娩时将注意力集中在对自己的呼吸控制上，从而转移疼痛，适度放松肌肉，并在分娩过程中保持镇定乐观，从而达到加快产程的目的。

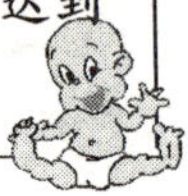

(2) 闯关：说起这征途可不比长征容易啊，先是来个大三关(第一到第三产程)，第一关又分前后两场，分别是临产到宫口开3厘米和宫口开3厘米到开全，这关主要面临阵痛。第二关的重中之重就是用力屏气——用力把“宝宝”从窄窄弯弯的产道中娩出来。第三关就是分娩胎盘。

我在第一关的前半场还是过得比较轻松，12点钟宫口就开到3厘米了，当时信心倍增，投入到后半场的闯关。可是，后半场并没有前半场那般来得轻松和顺利。

首先是阵痛，紧锣密鼓地袭来，远超我的想象，既然决心已下，想做个勇敢的妈妈，于是，我强忍着痛！继续使用拉玛泽呼吸法，旁边的助产士在我每次阵痛时为我按摩腰腹部，疼痛似乎有所减轻。熬过了四个多小时，到了下午 4 点多，我的宫口还只有 6 厘米，医生告诉我宫口扩张缓慢，准备给我做个阴道检查顺便人工破膜。听到这个消息，犹如五雷轰顶般，我绝望地只留"剖宫产"三个字在脑海里盘旋。医生安慰我别泄气，认为目前羊水和胎心正常，再试产两个小时还是有希望的。由于检查后发现胎头是横在那里，医生让我左侧俯卧位，并告知半小时后如果宫缩强度不够，就静脉滴催产素。半小时后，助产士就给我滴上了催产素针，渐渐地，疼痛越来越剧烈，腰痛得几乎要断裂，肚子痛得几乎要胀破，不争气的我开始大声喊痛，那叫声几乎可以震动整幢楼。一旁的助产士使劲地为我按摩腰部以便减轻我的疼痛，一边告诉我：这样大喊会消耗体力，引起肠胀气，并且可能影响宫口扩张和胎头下降。我不知这样的疼痛还要持续多久，我的耐心和意志已经被消磨得一干二净，立即要求分娩镇痛，而且连一刻都等不及(图 9)！

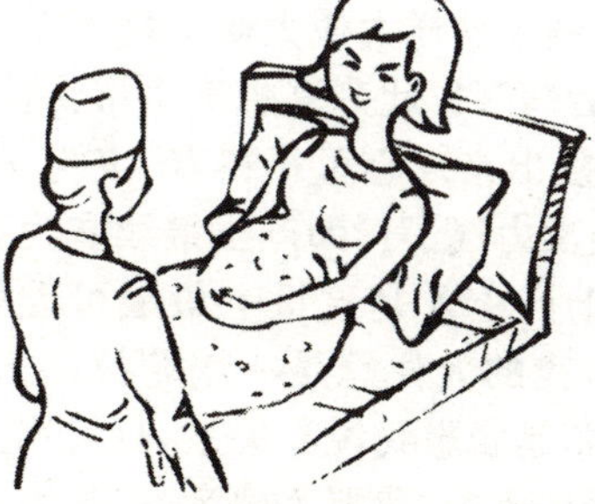

图 9　分娩征途不易啊，最重要的是信心

大概过了半个小时，麻醉师来了，这段时间对我来讲犹如隔世。麻醉师查阅了我的病历，并问了一些病史，告知我一些分娩镇痛的风险，我实在没有耐心听，很快在《分娩镇痛知情同意书》上签了字，央求麻醉师尽快为我实施分娩镇痛。那时惟一的愿望就是马上让我不痛。当麻醉师和助产士开始为我摆“大虾”样体位时，我感觉有种强烈的便意，下身好像有东西在拼命往外钻。麻醉师停止了准备，助产士一查宫口开全，已经不需要分娩镇痛。此时已经是下午 5 点 30 分，听到这个消息时，我全身的血液重新沸腾了起来，我成功闯过了最艰辛的第一关，迎来了充满希望的第二关。

说来奇怪，宫口开全后疼痛似乎没有前面那么剧烈了，而是产生一种强烈的排便感，每次宫缩时这种感觉越来越强，无法自主。助产士告知我，这是因为宝宝的头下降后压迫盆底而产生的感觉。助产士开始指导我用力屏气：双脚蹬在产床的脚架上，两手握住产床上的把手，身体贴着产床，宫缩时深吸气屏住，然后如解大便一样向下用力屏气，从一数到十后放松，再深吸一口气用力，每次宫缩时如此用力需 3 次。宫缩间歇时，助产士指导让我完全放松，并不时地喂我吃点巧克力和水。时间过去了 1 个小时，我渐渐有“心有余而力不足”的感觉，体力有些跟不上了。当时有位助产士在旁边说，刚才这样大喊大叫消耗了太多的体力。我心里那个后悔啊！此刻真想医生帮帮忙，将我的宝宝从栈道里拉出来。心里祈祷着：宝宝，你快点出来吧，妈妈已经没力气了！助产士继续在为我加油，那一刻我觉得助产士才是这世上最最可爱的人。每次用力屏气时，我的大便总是一坨坨拉出来，真丢人啊！可助产士总是安慰我说没关系，只管用力拉，并很快为我清理那堆糟粕，我那个感激啊，这辈子都难以忘怀。继续加劲，慢慢地会阴部有种裂开的感觉，助产士告诉我已经看到胎头，听到这个消息我更有信心了。助产士铺巾准备接生。说时迟那时快，在感觉大便拉出来后，身子一下子腾空，轻松许多，这种感觉真是“欲仙欲死”，真爽啊！接着就听到宝宝响亮的哭声，终于闯过了第二关。

当我还沉浸在“解脱”的快感中，又一阵便意袭来，助产士指导我稍稍用力后，胎盘完整娩出，想不到我的第三关就这么轻而易举地过啦。

小贴士

分娩分三个产程：

第一产程：出现规律的宫缩到宫口开全，初产妇平均需要11～12小时，其又分为潜伏期和活跃期，潜伏期指宫口扩张3厘米之前，宫缩频率5～6分钟一次，持续约30秒，疼痛不是很剧烈。活跃期从宫口扩张3厘米至10厘米，平均约需4小时，最长不超过8小时，此期宫缩频率加快，强度加大，孕妇明显感觉到剧烈的疼痛。

第二产程：从宫口开全到胎儿娩出，此期产妇会出现强烈的便意，初产妇需1～2小时。

第三产程：从胎儿娩出到胎盘娩出，需5～15分钟，不应超过30分钟。若出血增多或超过30分钟仍未能娩出，则可能需要医生手取胎盘。产程中有时由于宫缩强度和频率不够，产程进展缓慢，会使用催产素或人工破膜加强宫缩，有时也会因胎心异常通过人工破膜了解羊水情况，正常情况下胎膜在宫口近开全时会自然破裂。

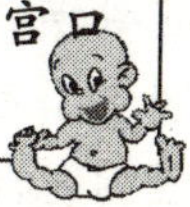

（李一美）

36. 别让疼痛夺走你的勇气——半途而废还是坚持到底

怀孕开始，并没认真考虑过自然产或者剖宫产这个问题，后来听了太多身边朋友们生娃的故事，最普遍的就是痛了一天一夜还生不出来，最后还得剖宫产。所以，我觉得谁会要自然产啊！当我坚定地宣布我要剖宫产的时候，身边却冒出一大片声音："当然要自然啊！那是上天赐给女人的天赋，从古至今，世界各地的女人都是这样生孩子，剖宫产等于是违反了天性。""胎儿通过产道挤压，对他很好啊！""女人一定要经历过那个痛的过程，才会对你的宝宝产生一种强烈的母爱。""自然产多好啊，生完就可以下床了，剖宫产还要在床上躺好几天。"

经过再三考虑，某一天我猛然生起一股斗志，决定要自然产。我非常想知道宫缩痛到底有多痛，我觉得那些看起来"嗲嗲"的女生都敢，我怎么可能不敢呢！我想证明生孩子根本没有她们所说的那么痛！并期望"清汤式"的分娩过程——不采取无痛分娩的措施。在宫口开到 3 厘米之前，我还窃喜宫缩痛也不过如此嘛，看来我对疼痛的耐受还是相当不错的！可是好景不长，宫口 3 厘米之后，疼痛越来越剧烈，真是无法用语言形容！在阵痛一度达到顶峰的时候，我实在招架不住，那时什么拉玛泽呼吸法都使用不上，只是手舞足蹈，乱哭乱叫。在产程进展缓慢的时候，我的底线一度崩溃，在医生的鼓励下，再鼓起勇气，并坚持到最后打了一个漂亮的胜仗。

我的一位好姐妹在分娩的征途上却打了个败仗，她到现在还后悔不已。由于分娩前她已做好计划，分娩中非做镇痛不可。结果宫口开 3 厘米的时候，本该可以做分娩镇痛的时候，她宝宝的胎心却出现了变化，医生暂缓镇痛，她失去所有的耐心和意志，哭喊着要剖宫产，由于破膜后羊水清，产程进展很快，医生劝说让她再忍一下，她认为医生在骗她，不信！只要在阵痛间隙，她就喊“我要剖腹”，连她的老公也一起求医生给剖宫产得了，由于此时胎心也不稳定，医生被她搞得没辙，于是很快给准备做剖宫产。等推车送她到手术室，护士们让她上了手术台，进行手术的各项准备，包括输液、麻醉等。等医生把她腹部和子宫打开的时候，只听到主刀医生在说，小孩的头都这么低了，不自己生真可惜，可能还需要一个人用手帮忙从阴道内推一下胎头。很快，一个医生过来用手分开她两条已发麻的大腿，伸进她的阴道，用力把她孩子的头往上面推。没多久，她听见了婴儿的啼哭声，孩子的体重 2.8 千克。她告诉我，医生当时确实没有骗她，她的产程进展非常快，就在做麻醉的时候，她的孩子几乎就要出来，如果自己意志再坚强一点，不要把顺产的基础完全建立在无痛分娩上，而是多了解一些宫缩痛的知识，配合医生再坚持 1～2 小时，她的孩子或许能顺产，而不是半途而废，想起来自己当时歇斯底里的行为是多么幼稚可笑，应听医师的话坚持到底或许就是“胜利”。

（李一美）

37. 分娩镇痛来袭——你还要忍受难言之痛吗

生之前与丈夫商量，尽量采取最自然的分娩方式，不使用药物性的分娩镇痛。我希望自己在生儿育女的过程中，是一个豪情万丈，崇尚自然且善于自我牺牲的如神话般的女性，并在分娩前做了比较充足的思想准备。不过事后证明，我高估了自己对疼痛的耐受力，低估了分娩疼痛。我并不是一个女神，当我坚持了 12 个小时，医生告诉我宫口才 6 厘米时，我已经痛得跟筛糠似的，后来催产素一上来，我痛得情不自禁在产床上颠了起来，大声哭喊，这种犹如鬼门关外走九遍，半条腿儿进棺材的疼痛使我招架不住。而此时邻床的产妇，中午进产房时宫口才开 2 厘米，一进来就打了分娩镇痛，那时我还投以鄙视的眼神笑她娇气，哪曾想人家产程进展比我快，此时宫口已经 8 厘米了，而她还神态自如，优哉游哉地，看得我悔不当初。在这里，以我的亲身经历忠告那些坚定自然分娩的姐妹们，事先还是将分娩镇痛列入计划吧。

且看那步我后尘的闺蜜，在产程开始没多久就选择了“分娩镇痛”，她炫耀自己是“好莱坞的梦幻式分娩”。她难以理解我当初为何要坚持“烈女式的分娩”。她觉得，女人不是一定要经历“死去活来”的分娩过程来彰显自己的伟大。目前，这种医学发展的产物——分娩镇痛，完全可以让你轻轻松松登上“女王”宝座！

小贴士

硬膜外阻滞镇痛是目前国内外麻醉界公认的镇痛效果最可靠、使用最广泛、最可行的分娩镇痛方法，镇痛有效率达95%以上，镇痛效果好。产妇可保持清醒，可进食进水，参与产程的全过程。无运动阻滞，可下地行走。对母婴和产程几乎无影响。其方法是进行腰椎穿刺插入一条细细的导管，并保留，将药物按需要持续缓慢注入直至胎儿娩出。缺点是这种方法对人有创伤性，存在一定的操作和技术风险，但这种风险是比较低的。

（李一美）

38. 分娩镇痛适合我吗

一个朋友讲述了她的顺产过程，她觉得自己有上当受骗的感觉。朋友是个非常怕疼的人，娇气得惹人怜爱，不知道她从哪里来的勇气，坚持自然产，嚷嚷着“现在都有分娩镇痛了，怕什么”。等到宫口开2厘米的时候，她已经迫不及待地要打分娩镇痛了。当麻醉师问她以往有否腰痛史的时候，她想起自己在怀孕前有腰椎间盘突出史，做过一段时间的牵引治疗，并如实回答。只听见医生们在商量着“这个产妇去年刚有腰椎间盘突出的病史，最好不打。”朋友说她当时一下子蒙了，等醒悟过来的时候，像疯子一样大声哭喊，拼命地乞求医生给打上吧。医生对她的反常表现可能司空见惯，只是一直淡定的安慰她："忍一下就过去了。"那时她已经失去了自然产的信心，又要求医生给她做剖宫产。但医生认为没必要做剖宫产术，就这样整整痛了4个多小时，朋友说自己不知是怎么熬过来的了。因此，告诉那些计划分娩镇痛的姐妹们，有时最好的计划也会出现纰漏，不要因为意外而失去自然分娩的信心。

小贴士

下列情况不宜进行硬膜外分娩镇痛：凝血功能障碍或正在使用某些影响凝血功能的药物，合并神经系统的疾病，曾经有过腰背部的手术、低血容量、局部或全身感染，对局麻药过敏者、腰椎间盘突出、持续性的宫缩乏力或宫缩异常，胎儿缺氧等情况。若产妇患有心脏病、腰部外伤史，应该咨询医生，听从医生的意见。

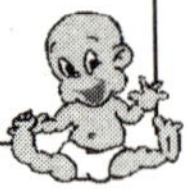

（李一美）

39. 分娩镇痛不会延长产程

自我最初打定主意自然产并且未计划分娩镇痛，除了想体会产痛到底有多痛之外，还有个原因是担心打了分娩镇痛以后宫口扩张的速度减慢了，导致产程延长，以及害怕那个长长的针刺入我的腰椎会给我带来损伤。可是，在宫口开到 3 厘米之后，这种强烈的宫缩使我几近发狂，差点失去斗志，其实那时候的坚持并没有多大意义，也许当时接受分娩镇痛会让自己更轻松地完成分娩，不至于在生完孩子后的半年时间内一直处于宫缩痛的阴影下。

而邻床的产妇就比较明智，在宫口开到 2 厘米开始口吐“咝咝”的时候，很快做了分娩镇痛，10 分钟之后就见她的愁眉舒展开来，并用诧异的眼神望着痛苦异常的我。“你为什么不做麻醉呀？麻醉后，很舒服！”我咬咬牙，咱丢人不丢阵，打肿脸也要充胖子，我就一直端着，忍着，没出声。心想：你不要得意得太早，你不痛是好，但可能会生得更久。果不其然，过了 1 个小时后，医生观察了她的宫缩，告诉她宫缩频率不够，力度不强，要给她注射催产素。我心中那个乐啊！可没想到，两个小时之后她宫口扩张的速度就刷刷地跑到我前面去了，最后竟赶在我之前生了。

此后，当有人问我“生孩子痛吗？”我就会积极地建议要见机行事，每个人的产痛程度各异，不是所有的人都能忍受分娩之痛。有些人虽然在产前做了充分的思想准备，但产程中的产痛有时会远超你的预期，当你感觉 hold 不住的时候，别忘了还有一样法宝——分娩镇痛。

小贴士

1. 1938 年硬膜外麻醉用于分娩镇痛，从第一例分娩镇痛成功至今有 160 年了。

2. 分娩镇痛所用的药物一般为剖宫产所用麻醉药物剂量的 1/5 或 1/10。剂量很少，所以对新生儿是安全的。

3. 许多研究表明硬膜外分娩镇痛对宫缩基本无影响，对产程基本无影响。

4. 你应该知道，不是所有的分娩镇痛都能顺利分娩，分娩是个非常复杂的过程，能否顺利分娩取决于产程的进展，跟分娩镇痛关系不大。

（李一美）

40. 捍卫会阴完整——给我侧切的理由

我的很多已当妈妈的朋友和同学分娩时都做过会阴侧切，以分娩更快些。我非常希望自己是“例外”。那天在产房待产，我一直问助产士，生孩子不做会阴侧切行吗？值班的助产士长得非常漂亮，很年轻，而且态度也很好，原以为她还没生孩子，她告诉我说她的孩子已经 11 岁了，她生孩子的时候也做了会阴侧切，是因为在第二产程快 2 个小时，人非常疲倦，几乎没力气用力了，为了避免宝宝在产道内压迫时间太久，同事给她做了会阴侧切。

一般情况下，如果产妇会阴弹性好，胎儿估计不大，又没有宫内缺氧的表现，不考虑做侧切；如果产妇会阴弹性较差，并且有炎症、水肿等情况，胎儿又偏大，这种情况在分娩时会使会阴可能会发生严重的撕裂伤，反而影响预后；有时因为考虑到母婴的安全，如有些产妇有心脏病、高血压、早产或胎儿宫内有缺氧的表现(胎心减速或羊水污染严重)等情况，产妇不能用力太久或胎儿需在短时间内娩出，往往给予做会阴侧切术，以缩短第二产程时间。

(李一美　张丽萍)

41. 顺产也要挨一刀——会阴侧切术，你不要怕

说实在的，分娩前我很害怕在会阴那个敏感的地方让助产士剪一刀。记得小时候在农村，因贪玩，经常爬树，有次不小心从粗糙的树上滑下来，会阴被磨破了皮就痛得我哇哇叫，何况是一刀剪下去，我真担心自己是不是会晕过去。因此，当助产士告知我需要做会阴侧切时，虽然有思想准备，心里还是非常紧张，但考虑到孩子的安全问题，再加上自己当时确实也挺不下去，只想马上把宝宝生出来，就非常干脆地同意了。不知道是当时痛糊涂了还是打了麻药的关系，做会阴侧切时我竟然毫无感觉，在孩子娩出后傻傻地问助产士，你没有给我做会阴侧切吧？接下去我担心的是缝合，想到那针要一针针穿过我的皮肤和肉就不寒而栗，而且听一个朋友说过，缝比生孩子还痛。因此，当助产士还没下针时，我请求助产士能不能轻一点。说实在的，缝合时远不及分娩时疼，

只是有种针扎的感觉。刚开始我还全心注意那缝针，可当另外一位护士抱着我的宝宝放在我的胸前做早接触的时候，看着自己的“战利品”，我沉浸在泛滥的母爱和幸福里，完全不知道什么时候缝好的。

（李一美　张丽萍）

42. 会阴侧切不会影响你们的性生活

一想到会阴部在分娩时被剪了一刀，我就一直担心以后的性生活是否会不和谐。出院时护士告知我产后两个月才可以过性生活。刚满 2 个月，我那丈夫就迫不及待的想过性生活，我心里非常紧张，脑子一直想着那个疤，虽然去医院复查的时候，医生告知伤口愈合得很好。事前，我一再告诉丈夫，要轻柔一点，慢一点，我丈夫还算配合，前面的准备工作足足做了半小时，想起医生说过，产后哺乳虽然会推迟排卵，但在首次月经复潮前多有排卵，有些妇女在产后第一次性生活即可怀孕，需采取避孕措施。因事先没有准备避孕套，我又开始紧张，心想事后会不会怀孕，丈夫带着哭腔道：“亲爱的，别折磨我了，我俩的生育能力没那么强，你想一下那时盼着怀孕都等了快一年。”想想也不会那么巧吧（劝大家还是别学我，事先做好避孕措施，如果是哺乳的妈妈们，最好还是采取避孕套）。说实在的，这生孩子后第一次的性生活还真不容易，不知是自己太紧张还是幻觉，在被剪的地方，总是感觉有隐隐约约的异物感，根本没有曾经的鱼水之欢，一直到产后 4 个月的时候，我俩的性生活才开始有了以前的感觉，脑子里最终消除了对那个疤的阴影。

小贴士

1. 会阴是指阴唇和肛门之间的部位，通常只有 2～3 厘米，但生产时可以拉伸至约 10 厘米。

2. 初次分娩时，拉伸会阴是较困难的。会阴侧切是指在会阴部做一斜形切口。会阴切开术不仅包括侧切，还可以中切。

3. 会阴侧切可以防止会阴撕裂、保护盆底肌肉，且切开术伤口容易修补和愈合得更好。

4. 初产头位分娩时会阴较紧，会阴体长，组织硬韧或发育不良、炎症、水肿或遇急产时会阴未能充分扩张，估计胎头娩出时将发生Ⅱ度以上裂伤者，产钳助产、胎头吸引器助产或初产臀位经阴道分娩者，早产、胎儿宫内发育迟缓或胎儿宫内窘迫需减轻胎头受压并尽早娩出者，产妇患心脏病或高血压等疾病需缩短第二产程者，需做会阴侧切。

5. 目前国内外尚无侧切可能产生“后遗症”的报道，也无统计数据提供侧切危害的证据。而国人常说的“侧切后导致阴道松弛”、“侧切后感染”等基本上都是顺产的正常后遗症或者心理作用。

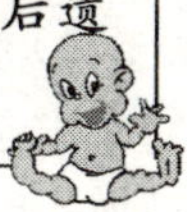

（李一美　张丽萍）

五、“宝宝”的呵护者——医师

43. 产前检查的时间及内容

为了能更好地度过孕期，每位孕妇必须按照产前检查常规进行。在怀孕12周左右需开始第一次正式产前检查，将自己的末次月经、身高、体重、血压、过去的孕产史及有无高血压、糖尿病家族史等详细资料归入围产期保健手册，并查体，同时完善一系列辅助检查，包括空腹验血、B超、心电图。

(1)第一次化验抽血的常规项目主要包括

1)血常规检查：判断准妈妈是否贫血，正常值是110～160克/升；轻度贫血影响不大，重度贫血可引起早产、低体重儿等不良后果。

2)尿常规检查：如果发现有红细胞和白细胞，则提示有尿路感染的可能，需引起重视，如伴有尿频、尿急等症状，需及时治疗。

3)肝、肾功能检查：检查有无肝炎、肾炎等疾病，怀孕时肝脏、肾脏的负担加重，如肝、肾功能不正常，怀孕会使原来的疾病“雪上加霜”。

4)血型检查：准妈妈了解自己的血型很重要。如果准爸爸为A型、B型或AB型血，准妈妈为O型血，生出的小宝宝有ABO溶血的可能。另外，如果准爸爸为RH阳性血型，准妈妈为RH阴性血型，生出的小宝宝有RH血型不合溶血的可能。

5)空腹血糖:准妈妈如果发现空腹血糖增高是并发妊娠期糖尿病,要引起高度重视。

6)梅毒血清学试验:梅毒是由梅毒螺旋体引起的一种性传播性疾病。如果准妈妈患梅毒可通过胎盘直接传给胎儿,有导致新生儿先天梅毒的可能。

7)艾滋病的血清学检查:艾滋病是获得性免疫缺陷综合征的直译名称,是严重免疫缺陷疾病,病原体是 HIV 病毒。正常准妈妈 HIV 抗体为阴性。

8)乙型肝炎病毒学检查:病毒性肝炎中,乙型肝炎发病率最高,妊娠早期使早孕反应加重,易发展为急性重症肝炎,危及生命。乙肝病毒可通过胎盘感染胎儿。

9)丙型肝炎病毒检查:丙型肝炎病毒是丙肝的病原体,75%患者并无症状,仅 25%患者有发热、呕吐、腹泻等症状。丙型肝炎病毒也可通过胎盘传给胎儿。

(2)16 周左右做第二次产前检查,相对第一次而言就简单一些了,常规的检查项目有,一般检查如称体重、测血压等;产科检查如听胎心、测量宫高、腹围。15～20 周的孕妇应常规接受产前筛查,若是高风险的孕妇一定要及时去产前诊断中心做进一步检查。

(3)20 周左右迎来了第三次产检。此时,应感觉到胎儿在子宫内轻轻蠕动,就像鱼儿吐泡泡一样,这就是胎动。

(4)24 周左右是第四次产前检查。24～28 周的孕妇增加了葡萄糖耐量筛查这一项目,所有的孕妇都要参加检查,目的是为了排查孕妇有无发生妊娠期糖尿病。

(5)28 周左右，此后产前检查的时间改为每 2 周查一次，这次产前检查的项目中，产科检查除常规外，还要了解胎儿的胎方位。一般来说，怀孕满 28 周后胎儿在子宫里是头朝下、脚朝上的，即头位，这样的位置对分娩是最有利的，因为胎头是胎儿全身最大的一部分，分娩时头先出来，那么身体的其他部分大都能顺利娩出，如果胎儿头上脚下或横躺在子宫里，那就是平常我们所说的胎位不正。胎位不正不仅导致孕妇难产，而且会引起子宫破裂，以致危及母子生命，因此在产前检查时如若确诊胎位不正，应设法予以校正——胸膝卧位：晨起和临睡前各做一次，每次约为 15 分钟，做膝胸卧位之前要解小便，解松裤带，先在床上做下跪动作，然后使胸部尽量地贴近床的表面，大腿与床表面保持垂直。

(6)30 周左右的产前检查除常规体检外，要进行第三次空腹抽血化验。因为随着胎儿的增大，孕妇身体的负担日益加重，因此有必要通过验血了解肝功能、肾功能情况，查血常规了解有无贫血等。在 30 周左右抽血化验中增加了一个特殊的项目，即查血液中胆汁酸。之后每 2 周检查一次至 36 周。

(7)孕 37 周后，进入足月阶段，孕妇的全身负担更加重了，迎来了孕期的第五次常规空腹抽血，以了解全身情况为即将到来的分娩做好准备。此时产前检查的频率也更紧密了，正常情况下，孕妇必须每周来医院产前检查一次，并且在常规产科检查中增加了胎心监护以了解胎儿的变化，还有可能进行 B 超检查，以了解胎儿、胎盘、羊水等情况。此阶段的准妈妈，可开始准备一些分娩用的东西，以免分娩当天太过匆忙，手忙脚乱（图 10）。

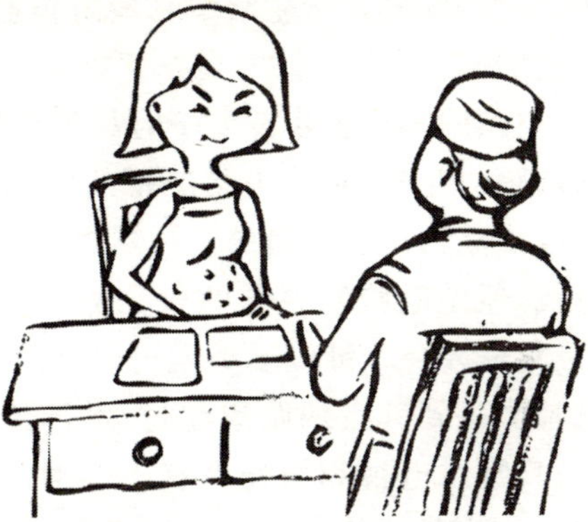

图 10　定期产前检查非常重要

小贴士

早孕（12 周左右）：首次建卡。

孕中期（13～27 周）：每 4 周检查一次。

孕晚期（28～36 周）：每 2 周检查一次。

孕足月（37～41 周）：每 1 周检查一次，

孕周＞40 周：3 天检查一次。

（吴千苗　陈洁）

44. 孕妇如何避免电磁辐射，要不要穿防辐射服

目前，医学界对于电磁辐射的杀伤力仍有争议，

一般认为只要不过度使用具有人工辐射的产品，电磁辐射对人体的危害是微乎其微的。准妈妈们不必过分紧张，当然，掌握日常生活中一些防辐射知识还是很有好处的。

首先，电脑除非有工作需要平时尽量少接触，电脑所带来的辐射包括两种：电脑屏幕的X辐射和电脑背面的电线圈辐射。电脑的监视器会产生对人体有害的射线，但是电脑监视器的外壳能吸收大量放射线，而且只需要一个纤维玻璃就可以阻隔，或只需保持从电脑屏幕到键盘的距离超过30厘米即可避免。所以，日常看电视和操作电脑不会对生育造成很大影响。电脑背面的电线圈辐射的危害较大，但一般不会在电脑背后作业，除非自己的座位正好在别人的机箱后面。在电脑机房上班的准妈妈更需要注意，应尽量避免在电脑背后作业，可改变电脑的朝向或改用笔记本电脑。

其次，手机也尽量减少使用，而改用座机人体就会少受电磁辐射，手机不用时应关闭电源。注意手机摆放不同位置的辐射对人体各个器官造成的危害是不同的。医学专家建议，手机不用时最好放在口袋里，不要直接挂在胸前。手机的电磁辐射强度是与距离成正比的，也就是手机与人体的距离从1厘米拉近到0.5厘米，其影响力就提高了1倍。手机信号刚接通时辐射是最强的，因此在手机接通的那一刻，身体应该远离手机。

另外，看电视不宜过多，电视机在出厂前一般都做过严格的检测，其电磁辐射率不至于造成放射线的危害，但放射线本身是一种能量，它产生的"二次效应"的能量传递，将对人体产生危害。建议准妈妈不要一有时间就坐在电视机前，应多到户外活动，每天看电视不宜超过 3 小时。

微波炉也有害，与一般的家用电器不同，微波炉工作靠的就是"波"——在一个狭小的炉腔空间震荡产生热能。所以，人们容易联想到微波对外界也可能造成"污染"。目前，微波炉的微波防漏主要靠炉门，但是按照当前的技术，想做到"天衣无缝"是不太可能的，其中会有极少量的微波发散到外界。我国对微波炉的辐射标准已经作了相应规定，如果买的是"放心"产品，在使用微波炉时，人体距离在 50 厘米以外就不必担心。

最后，远离复印机，复印机中的线圈、电线圈和马达都是有辐射的，所以准妈妈不要用身体贴着或靠着复印机进行操作。一般使用时，身体要距离机器至少 30 厘米。

总之，我们的生活及四周到处充满着电磁辐射，要完全远离电磁辐射是做不到，也是不现实的，只有尽自己的所能尽量减少接触电磁辐射。

（吴千苗）

45. 乙肝患者孕期该怎么做

我国是乙型肝炎病毒的高流行区，在全世界 3.5 亿乙肝携带者，中国占 1.3 亿，每年有 72 万～80 万孕妇携带乙肝病毒。母婴传播是当前我国乙肝病毒重要的传播途径之一。因此，许多的孕妇产生了巨大的心理压力。乙肝患者孕期主要的心理压力，首先来自胎儿健康的压力，担心胎儿发育畸形或感染乙肝病毒、药物治疗对胎儿健康不利。其次有来自社会支持系统的压力，即害怕会传染给家人，又担心丈夫及其家人会嫌弃自己，因此而产生矛盾的心理。随着预产期的来临，合并乙型肝炎的孕妇将面对分娩方式选择的压力，她们到处打听哪一种分娩方式对本人及胎儿的健康最有利，同时也担心分娩时会大出血，更害怕将来发展成重症肝炎。那么，乙肝患者孕妇孕期该怎么做呢？

首先要树立正确的观念，目前医学还未证实乙肝病毒有导致胎儿畸形的风险，临床上常用的护肝治疗药物对胎儿也是相对安全的，并无致畸的不良反应。在分娩的过程中，医院将会采取各种预防措施尽量阻断母婴传播保护新生儿，例如，在产程中对患乙肝的孕妇医院会设隔离产房分娩；接生时新生儿出生后会尽早断脐带，将其身体污物清理干净，以减少母亲血中及阴道分泌物中乙肝病毒感染新生儿；新生儿出生后会立即注射乙肝免疫球蛋白及乙肝疫苗使其获得被动免疫和产生主动免疫。只要患乙肝的孕妇积极做好围生期的保健，新生儿注射疫苗加注射乙肝免疫球蛋白，可阻断90%～95%母婴传播。其次，患乙肝的孕妇不要有过多的压力，目前，通过对乙肝的传播途径及隔离措施的宣传，老百姓对乙肝都有了一个正确的认识，不会看不起乙肝患者，患乙肝的孕妇更不能自己看不起自己。要鼓励丈夫在生活中给自己更多的理解与爱护，让自己保持一个良好的心情，以利于胎儿的生长发育。乙肝孕妇只要在孕期定期产前检查，保持积极乐观的心情，很少会发展为重症肝炎。

（吴千苗）

46. 脐带绕颈——你可以自然分娩

很多孕妇做完B超以后都会询问“医生这是什么东西”，只见她手指的B超单上这样描述：胎儿颈部有U型或W型压迹。医师解释这是脐带绕颈，即胎儿的脐带盘绕着胎儿的颈部，此时大部分的孕妇往往比较紧张，担心宝宝不舒服甚至缺氧，医生又解释脐带绕颈一圈或者两圈在临床上是非常常见的，有30%的几率，也就是说10个人做B超有可能出现3个宝宝脐带绕颈的现象。那么它对胎儿有没有危险呢？答案是不一定。绝大多数脐带绕颈对宝宝影响不大，因为正常的脐带有30～70厘米，脐带外面由羊膜覆盖，内含三条血管，表面相对较光滑，盘绕在胎儿的颈部就好比是我们的项链、围巾一样松松地围着，不影响脐带的血流，不会造成对胎儿的影响。但如果脐带缠绕得比较紧，就像一条绳子勒在胎儿的脖子上，那就相对比较危险，容易导致胎儿宫内缺氧。目前为止还没有科学的方法（包括B超）测量宫内胎儿脐带的长度，以及判断脐带缠绕的松紧度。因此一定要注意胎动的变化。

孕妇们往往会问：“医生，那我能顺产吗？”答案是有机会自然分娩，脐带绕颈不是剖宫产的手术指征，脐带绕颈的孕妇在阴道试产的过程中，医务人员会全程严密监护胎儿的情况，绝大多数孕妇，有可能顺产，但也有一部分脐带绕颈的胎儿在试产的过程中脐带受压、血流受阻，影响了胎儿氧气与养分的供给，严重时就可能要以剖宫产结束分娩。

（吴千苗）

47. 不必谈“钳”色变——你需要一点帮助

万一发生难产时怎么办？产妇第一反应——剖宫产。那告诉你还有一种方法叫产钳助产。医生用产钳为产妇助产已经有很悠久的历史了，医生用这种方法帮助产妇生下胎儿，产妇就不必接受剖宫产手术了。医生用产钳牵引胎儿的头部进入产道，如果必要的话，医生还会用产钳牵引胎儿的头部慢慢转动。美国早期现代医学的奠基人约瑟夫 .B. 德利医生认为，产钳助产对于胎儿大有裨益，他认为下产钳可以缩短产程第二阶段的时间，使胎儿免受由于子宫收缩而给他的头部带来的巨大压力。也就是说，正常产钳助产的损伤远远小于胎头在骨盆受压，长时间骨盆产道挤压易导致胎儿颅脑受损，轻者出现产瘤、颅内出血，严重者出现新生儿缺血缺氧性脑病，会影响到宝宝的智力发育。所以当胎儿出现缺氧必须立即出生时，或宫口开全产妇已用尽所有力气还是生不出来宝宝，当胎儿头部在产道较低的位置时，医生会建议需要“低位产钳”牵引胎儿的头部，受过良好训练的医生可以很成功地实施产钳助产。

产钳助产术对孕妇和胎儿都有好处。首先，产妇可以不用接受剖宫产手术，因为即使是最安全的手术也会伴随一系列的问题(如流血、感染和麻醉),而且产妇产程的第二阶段的持续时间也明显缩短。尤其当一位有经验的医师使用低位产钳为产妇助产时,产钳对胎儿造成伤害的可能性很小。如果胎儿已经出现了宫内窘迫,产钳助产可以使他尽快出生。

产钳助产的缺点是会给母亲造成一些伤害,比如产钳会擦伤阴道或引起阴道壁出血,需要行会阴切开术,需要对产妇实施局部麻醉或硬膜外麻醉。其他的不利因素取决于胎儿头部在产道的深度。当胎儿头部比较靠近产道出口时,再加上医生在产钳助产方面富有经验,“低位产钳”操作一般不会对胎儿造成严重的伤害。胎儿的头部在距离产妇会阴较深的位置时候,医生就需要用中位钳助产,而这时产钳对母婴造成伤害的可能性会大于用低位钳助产。中位钳助产术比较复杂,要求操作的医生具有很高的技巧。所以摒弃之,取而代之以剖宫产手术。

其实剖宫产未必比产钳助产安全多少。一些医学研究人员将剖宫产手术和产钳助产术对母亲和婴儿存在的潜在危险做了比较,其结果表明:在接受了剖宫产手术后,母亲更容易出现发热、血液凝结、出血等症状。研究证实,虽然产钳助产术会对婴儿有一定的伤害,但这些伤害很少是严重的或致命的伤害,而且不会对婴儿造成永久性的伤害。虽然剖宫产解决了产妇无法分娩的难题,但剖宫产手术也不是万能。虽然剖宫产能够挽救婴儿的生命,但它并不能完全不对婴儿造成伤害,而且不能解决婴儿出生时出现的大脑性麻痹或其他长期的神经方面的疾病。

面对陌生的助产程序和助产器械感到害怕和困惑的你，如果了解产钳助产这回事。到时是否会同意产钳助产？把这问题交给你信任的医师，在需要时选择低位产钳助产，你只需要一点帮助就可顺利地通过阴道分娩。

（陈洁）

48. 你是否真的需要剖宫产

最开始，剖宫产是作为一种抢救孕妇和胎儿的紧急分娩方式进行的，只有在非正常情况下才使用。可是现在的都市白领们，觉得剖宫产省事，不辛苦，打了麻醉睡一觉后，孩子就生出来了。剖宫产真的这么好吗？自然产还是剖宫产？对准妈妈们来说，这是一个有点纠结的问题。建议准妈妈们还是先了解两种分娩方式的特点，然后根据自身的情况理性选择，不要仅仅因为怕疼、保持身材就轻易选择剖宫产。

剖宫产又叫剖腹产，剖宫产就是剖开腹壁及子宫，取出胎儿。什么情况下需要选择剖宫产？在正常情况下，绝大部分医生都会鼓励孕妇选择自然分娩，这顺应自然的规律，对母子的生理和心理方面都有益处，但是，在一些特殊的情况下，必须要施行剖宫产：

（1）孕妇方面的原因：①有骨盆狭窄或骨盆腔肿瘤。因为产道被阻碍，足月胎儿不能通过。②产前出血。例如，前置胎盘、胎盘早期剥离，为了避免产时大出血，或者需要立即终止分娩。③高龄初产妇。大于 35 岁的产妇并发症多、产时宫缩乏力，可以考虑剖宫产。④产程进展较慢或停滞。⑤母亲生殖道受到感染,如尖锐湿疣。⑥分娩过程发生问题,如先兆子宫破裂、产妇衰竭等。⑦瘢痕子宫。产妇既往有剖宫产史、子宫肌瘤剔除或子宫破裂病史。⑧不良的产科病史。如前次分娩为产钳助产、死产等。

(2)胎儿方面的原因:①胎儿窘迫。胎心音持续<120 次或>160 次,胎心监护提示胎儿缺氧、羊水为胎粪污染。②巨大儿。胎儿预估体重超过 4 000 克。③胎儿宫内发育受限,预计不能耐受阴道分娩者。④胎位不正,如横位、臀位等。⑤多胞胎怀孕。⑥胎儿畸形,或胎儿长肿瘤,如联体儿。⑦ 脐带脱垂。

由此可见,剖宫产本是一种解决难产和解救胎儿的手段,有一定的医学指征。而现在被作为正常的生产手段备受青睐,主要是由于对分娩认识不足,一些产妇和家属因某些片面认识而选择剖宫产,如害怕痛而拒绝试产;害怕产后阴道变松弛,影响性生活;顾虑试产失败后再开刀"受两次罪";误认为剖宫产的孩子聪明。这些都是准父母对剖宫产认识的一些误区。那么,剖宫产究竟对母婴有哪些不利影响呢?

(1)剖宫产对婴儿的不利影响

1)由于胎儿在出生时没有经过产道挤压,胎儿气道内的黏液未受挤压排出,肺部没有经过锻炼,肺功能可能不健全,出生后不易适应外界环境的骤变,易发生新生儿窒息、呼吸窘迫综合征,甚至导致出生后新生儿湿肺、新生儿肺炎等疾病。

2)对新生儿的远期影响:剖宫产儿不像阴道产儿在限定时间内能顺势通过产道各个平面,并连续完成衔接、下降、俯屈、内旋转、仰伸等动作。胎儿娩出产道的各个动作即为“感觉统合”。也就是说，阴道分娩的过程中在神经体液调节下，胎儿受到宫缩、产道适度的物理张力改变，身体、胸腹、胎头有节奏地被挤压，这种刺激信息被外周神经传递到中枢神经系统，形成有效的组合和反馈处理，使胎儿能以最佳的姿势、最小的径线、最小的阻力顺应骨盆轴曲线而下，最终娩出。而剖宫产却属于一种干预性分娩，绝没有胎儿的主动参与，完全是被动地在短时间内被迅速娩出。正因为剖宫产儿未曾适应这些必要的刺激、考验，有的就表现为本体感差。任何原因使感觉刺激信息不能在中枢神经系统进行有效率的组合，则整个身体不能和谐有效地运作就称为“感觉统合失调”。“感觉统合失调”中，前庭信息处理不良占一大部分，因此推论部分剖宫产儿日后有可能存在定位差、注意力不易集中、多动及阅读、画线、打球有困难等远期影响。

总之，胎儿在发育成熟的情况下自然出生是最健康的分娩方式，提前分娩甚至早产可能影响新生儿的生存能力，严重的会影响其发育和智力等。俗话说“瓜熟蒂落”，没有必要赶着“好日子”剖腹生宝宝。一味地为了求吉日、选时辰进行剖宫产对胎儿和孕妇都是有害无益的。在医学上，剖宫产是有条件的，也是有一定风险的。产科医生会恰当地掌握手术指征和手术时机施行手术，也会将应该承担的手术风险告知产妇及其家属。因此，建议准爸爸准妈妈们不要随便选择孩子出生的时间，顺其自然最好。

(2)剖宫产对母亲的不利影响

1)剖宫产是一种手术,手术中出血比自然分娩多,有可能出现手术并发症:如膀胱及输尿管、肠管的损伤。术后易出现发热、腹胀、刀口出血、血肿、刀口感染、术后尿潴留、肠粘连等。

2)剖宫产会给产妇子宫留下永久性的瘢痕,这种子宫在医学上称“瘢痕子宫”在两年内再妊娠容易发生胎盘植入、胎盘粘连,分娩时易发生子宫破裂、胎盘剥离不全。因此剖宫产再次妊娠者一般仍需剖宫产术,第二次手术要比第一次手术困难,更增加了术后并发症的发生机会。

3)剖宫产者在避孕方面也受一定的限制,避孕失败施行人工流产时容易发生子宫穿孔。

4)在远期术后复查中,慢性附件炎、月经不调、腰痛等病症的发生率明显高于阴道分娩者,甚至发生腹腔粘连、腹壁刀口子宫内膜异位症等。

5)剖宫产术后,因怕刀口痛,不能及时下床活动,进而影响了产后身体的恢复及子宫复原。有些产妇因剖宫产后卧床休息时间较长,易形成下肢及盆腔深静脉血栓,如栓子脱落则可引起心、肺、脑等重要脏器的栓塞而危及生命。

6)住院时间长,用药多,费用增加,产后恢复慢。

因此,不要轻易去做剖宫产。剖宫产就是无痛分娩的说法是不正确的。没有经历自然的宫缩,手术时又用了麻药,当时不会有疼痛感,但当麻药效力过后,腹部伤口的疼痛也会持续数天。

自然分娩是人类再正常不过的事情,只有在胎儿或妈妈出现一些异常问题时，才应采用剖宫产尽快结束妊娠。因为，在正常情况下，剖宫产毕竟也是一个手术，对妈妈身体的损害远远大于自然分娩，并且会延迟妈妈产后的哺乳及复原。

你是否适合自然分娩，还是需要剖宫产，应在充分了解自己和胎儿状况的前提下与你的医生探讨。如果仅仅是因为惧怕分娩的痛苦而挑选剖宫产，也应想到剖宫产对你和孩子可能产生的不利之处，因为自然分娩的胎儿经过产道的挤压，有利于其肺部羊水的排除，还可刺激他的血液循环。而剖宫产的胎儿要比自然分娩的胎儿需要更长的时间适应外界的变化。

分娩和怀孕一样是女人很正常、自然的经历。你应该相信自然的力量和自己的潜力，坚定自然分娩的信心，去体验一个女人、一个母亲的完整经历。当走过这段路程后，你会为自己的坚强和勇敢感到骄傲！

（陈洁）